国家卫生健康委员会"十四五"规划教材配套教材

全 国 高 等 学 校 配 套 教 材

供八年制及"5+3"一体化临床医学等专业用

病理生理学
实验指导

主　审　王建枝

主　编　陈国强　钱睿哲

副主编　高钰琪　孙连坤　王小川　李　骢

人民卫生出版社

·北　京·

图书在版编目（CIP）数据

病理生理学实验指导 / 陈国强，钱睿哲主编 . 一北京：人民卫生出版社，2023.11

全国高等学校八年制及"5+3"一体化临床医学专业第四轮规划教材配套教材

ISBN 978-7-117-35357-1

Ⅰ. ①病… Ⅱ. ①陈… ②钱… Ⅲ. ①病理生理学 – 实验 – 医学院校 – 教学参考资料 Ⅳ. ①R363–33

中国国家版本馆 CIP 数据核字（2023）第 184890 号

人卫智网	www.ipmph.com	医学教育、学术、考试、健康，购书智慧智能综合服务平台
人卫官网	www.pmph.com	人卫官方资讯发布平台

病理生理学实验指导
Bingli Shenglixue Shiyan Zhidao

主　　编：陈国强　钱睿哲
出版发行：人民卫生出版社（中继线 010-59780011）
地　　址：北京市朝阳区潘家园南里 19 号
邮　　编：100021
E - mail：pmph @ pmph.com
购书热线：010-59787592　010-59787584　010-65264830
印　　刷：北京印刷集团有限责任公司
经　　销：新华书店
开　　本：787 × 1092　1/16　印张：4.5
字　　数：115 千字
版　　次：2023 年 11 月第 1 版
印　　次：2023 年 11 月第 1 次印刷
标准书号：ISBN 978-7-117-35357-1
定　　价：28.00 元

打击盗版举报电话：010-59787491　E-mail：WQ @ pmph.com
质量问题联系电话：010-59787234　E-mail：zhiliang @ pmph.com
数字融合服务电话：4001118166　E-mail：zengzhi @ pmph.com

3

前　言

　　《病理生理学实验指导》是全国高等院校八年制及"5+3"一体化临床医学专业规划教材《病理生理学》(第4版)的配套教材,由参与该规划教材编委会的编者编写而成,是高等医药院校本科生、研究生、临床医师及医药工作者学习病理生理学的参考书。

　　本书共涉及19个实验,按照规划教材的相关章节编录。配套教材实验指导由实验目的、实验原理、实验动物、药品与器材、实验步骤、实验项目、注意事项及思考题等部分组成。通过开展实验教学活动,不仅培养了学生的实验操作和基本的科学思辨能力,而且培养了学生勇于探索的创新精神,以及善于解决问题和综合分析的能力,真正做到理论联系实际、学思结合、知行合一。通过实验教学,将为医学生参与未来的基础与临床医学研究工作奠定良好的基础。

　　本书的编写人员主要由从事基础教育教学的专业教师组成,全体编者在编写过程中通力协作,积极沟通交流。本书是参考了主干教材的教学目标和内容撰写而成,是集体智慧的结晶,在此对全体编者、未署名的主干教材编委和为本书出版作出贡献的所有同仁致以由衷的感谢。

　　由于我们水平有限,本书难免存在缺点和不当之处,欢迎使用的同道和同学批评指正,以期不断完善。

陈国强　钱睿哲

2023 年 5 月

目　录

实验一

蟾蜍实验性水肿

【实验目的】

通过制备蟾蜍整体灌注标本来复制蟾蜍水肿模型,观察毛细血管血压、血浆胶体渗透压和微血管壁通透性的改变,以及淋巴回流受阻等因素在水肿发生中的意义。

【实验原理】

血管内外液体交换失衡导致组织液增多是水肿发生的基本机制之一。组织液在组织间隙的积聚受毛细血管血压、血浆胶体渗透压、微血管壁通透性以及淋巴回流等诸多因素的影响。上述因素的失常,均可使血管内外液体交换失衡,导致水肿的发生。

【实验动物】

蟾蜍。

【药品与器材】

1% 肝素液,0.1% 组胺液,中分子右旋糖酐液,林格液。大剪刀、眼科剪、眼科镊、蛙板、蛙心夹、金属探针,丝线数根,固定钉 4 只。灌流装置:滴定架、测定管夹各 1 个。50ml 输液瓶、墨菲滴管各 1 个。细塑料管、橡皮管(15cm)各 2 根。5ml、1ml 注射器各 1 个,10ml 量杯 2 只,输液调节器 1 个,9 号针头 2 个,4 号针头 1 个,干棉球若干。

【实验步骤】

1. 安装蟾蜍血管灌流装置 如图 1-1 所示,将 50ml 输液瓶挂在输液架上,输液瓶高度距蟾蜍约 25cm。向输液瓶中加入 20~30ml 林格液,待其充满输液管道,并驱尽墨菲滴管以下部分的气泡后,旋紧调节器。

2. 蟾蜍动-静脉灌流系统的制备

(1)用金属探针自蟾蜍枕骨大孔处刺入,捣毁脑、脊髓,使其前、后肢呈弛缓性瘫痪。

(2)将蟾蜍仰卧固定于蛙板上,用大剪刀沿胸骨正中线剪开胸腔,并将胸锁关节剪开,再用眼科剪剪开心包,辨认心脏各部和进出心脏的主要血管。

(3)从左侧分离主动脉,在其下方穿 2 根丝线,将近心端结扎。用 1ml 注射器向结扎的主动脉上方注射 1% 肝素液 0.2ml,然后在注射部位用眼科剪剪一小口,将充满林格液的细塑料管向头端方向插入 0.5~0.8cm,结扎固定,检查林格液是否顺利滴入。插管成功后调慢滴速(<10 滴/min)。

(4)在心脏收缩时,用蛙心夹夹住心尖部,上翻心脏。在房室交界处剪一小口,待流出一些血液后,将另一根细塑料管插入静脉窦。当塑料管内有液体连续流出时(如无液体流出可用 5ml 注射器抽吸),用一丝线在切口下方环绕心房结扎固定,此时心室搏动即停止。塑料管另一端垂于蛙板下,使流出的回心液体全部收集在量杯中。打开调节器,使主动脉灌流速度达最快,待回心液体流出量等于或接近主动脉灌入量,输液瓶内林格液液面降至 2ml 刻度线时开始灌流实验。另在蟾蜍背部穿过一根丝线,作为阻断淋巴管和浅表静脉之用。

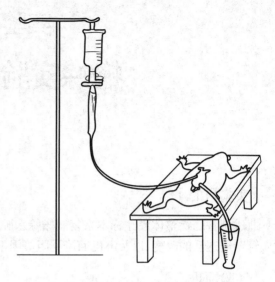

图 1-1 蟾蜍动-静脉灌流装置图

3. 灌流

(1)量取 6ml 林格液加入输液瓶中,同时用另一量筒接取心房导管流出液。当输液瓶内林格液液面降至 2ml 处,记录流出量。

(2)将背部的丝线在切口下方结扎躯干,并迅速向输液瓶内加入 6ml 林格液,待液面降至 2ml 处,记录流出量。结扎时不宜过紧,也不宜过松。记录流出量后将丝线松开。

(3)将已备好的 6ml 中分子右旋糖酐加入输液瓶中,用同法记录流出量。

(4)向输液瓶中加入 4ml 0.1% 组胺液,待其流至 2ml 处,记录流出量。然后加入已备好的 6ml 林格液,记录液面降至 2ml 处的流出量。

【实验项目】

观察、记录和分析每次灌入量和流出量有何不同。将结果记录在表 1-1。

表 1-1 不同因素对组织间液生成量的影响

灌流内容与方式	灌入量/ml	流出量/ml
林格液	6	
林格液 + 结扎躯干	6	
右旋糖酐	6	
组胺液	4	
林格液	6	

【注意事项】

1. 安装灌流装置时,排空墨菲滴管以下部分液体中的气泡,避免气泡进入蟾蜍循环。

2. 手术切口不宜过大,以能充分暴露心脏为宜,防止过多液体自切口流失。

3. 导管头部不要剪得太锐利,以避免损害血管;插管时导管不能插得过深,否则极易戳穿血管。

4. 要始终保持进出管通畅,保持滴速最快状态。当滴速过慢或不滴时,可调整插管位置。

5. 每次需用的试剂都应事先用量筒取好,盛装不同试剂的量筒,需先用清水洗净,避免影响下一步骤灌流的效果。注意观察,防止液体流过 2ml 刻度线。

【思考题】

1. 本实验中灌流步骤的安排有何特点,为什么要这样安排?
2. 结扎躯干的丝线,为什么不能太紧也不能太松?

(梁秀彬)

实验二

家兔高钾血症

【实验目的】

学习家兔高钾血症模型的复制方法，观察家兔高钾血症时心电图的变化。了解高钾血症的抢救措施，并通过对实验结果的观察和分析，加深高血钾对心脏电生理影响的理解。学习火焰光度计测定血清钾离子浓度的方法。

【实验原理】

血钾浓度升高可对心肌细胞产生毒性作用，干扰正常心肌细胞的电生理活动，引发多种心律失常，严重时引起心室纤颤和心搏骤停。本实验通过静脉输入氯化钾，造成家兔高钾血症，诱发心律失常，然后再给予葡萄糖酸钙进行救治。

【实验动物】

家兔，体重 2~2.5kg。

【药品与器材】

1.5% 戊巴比妥钠溶液（或 20% 氨基甲酸乙酯溶液），4% 氯化钾溶液，10% 葡萄糖酸钙溶液，兔手术台，手术器械 1 套，20ml、10ml、5ml 注射器，10ml、5ml、50μl 移液器，10ml 玻璃试管 4 支，头皮针，输液装置 1 套，动脉插管 2 根，火焰光度计，生物信号采集与处理系统，针型心电引导电极。

【实验步骤】

1. 称重、麻醉和固定动物 家兔称重后，用 1.5% 戊巴比妥钠溶液（30mg/kg）或 20% 氨基甲酸乙酯溶液（1g/kg）从耳缘静脉缓慢注入。待麻醉后取仰卧位固定。

2. 气管、颈动脉插管 颈前部剪毛，取颈前正中处做一垂直切口，分离出一侧颈总动脉，做气管插管及颈动脉插管，分别结扎固定。

3. 采血并制备血清 由颈动脉插管放血约 2ml 至离心管中，编号，静置片刻使其凝固（天冷可置于 37℃水浴或恒温箱中促其凝固），待其凝固后离心制备血清。

4. 仪器连接 如图 2-1 所示。

5. 心电图描记 将针型心电引导电极分别插入四肢踝部皮下（避免刺入肌肉内，电极刺入部位要对称，导线避免交错），导联线按右前肢（－）、左后肢（＋）、右后肢（接地）的顺序连接。电极另一端连接生物信号采集处理系统。运行实验软件，以Ⅱ导联描记一段正常心电图。

6. 复制高钾血症模型

（1）滴注氯化钾溶液：用 4% 氯化钾溶液从耳缘静脉滴注，滴速控制在 1.5~1.8ml/min（约

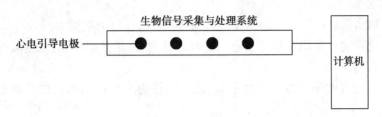

图 2-1　家兔高钾血症实验仪器连接

50~60 滴/min,也可采用蠕动泵进行恒速注射),同时在另一侧耳缘静脉插入注射针头随时准备推注葡萄糖酸钙溶液。观察呼吸运动及心电图的变化,当心电图出现 P 波低平增宽、QRS 波群压低变宽和 T 波高尖后,停止滴注氯化钾溶液。按步骤 3 方法采集第二次血标本,静置待其凝固后离心。

（2）严重心律失常及其抢救:恢复窦性心律后,静脉推注 4% 氯化钾溶液 2ml,观察呼吸运动及心电图的变化。心电图出现室扑或室颤时,立即停止推注氯化钾溶液,改为 10% 葡萄糖酸钙溶液静脉推注。如恢复窦性心律则表明抢救成功。按步骤 3 方法采集第三次血标本,静置待其凝固后离心。

（3）致死作用观察:剪去胸部被毛并沿胸骨中线自胸锁关节水平线至剑突上切开皮肤,暴露胸骨及肋软骨部位,小心分离肋间肌,结扎并剪断,沿胸骨的左缘剪断 1~3 肋软骨(慎勿触破胸壁内侧的胸廓内动脉),用弯止血钳轻轻撑开胸腔切口,即见心包及搏动的心脏。看到心脏搏动后,迅速静脉推注 4% 氯化钾溶液(约 10ml/kg),观察心搏变化直至停搏(看清心脏停止在收缩期还是舒张期)。用注射器从心脏抽血,取第四次血标本,如血液不凝固,则直接离心取上清(血浆)。

【实验项目】

1. 呼吸运动的观察　通过胸廓运动观察呼吸频率和幅度。

2. 心电图观察和记录　描记正常和高钾血症不同阶段的心电图变化,注意观察 P 波、QRS 波群和 T 波的改变以及室扑和室颤的出现。

3. 血清钾浓度测定　将含有所取血样的 4 支离心管配平,3 000r/min,10min 离心。各取上层血清 50μl,加入含 4.95ml 蒸馏水的玻璃试管中(稀释 100 倍),充分混匀(可用振荡器),用火焰光度计检测血清钾浓度(mmol/L)。

实验结果记录在表 2-1。

表 2-1　高钾血症实验指标的测定记录表

取样节点	注射时间	4% KCl/ml	10% 葡萄糖酸钙/ml	呼吸频率、幅度	心电图特点	血清钾浓度/(mmol/L)
1. 注射前(对照组)						
2. 注入 4% KCl(第一次)						
3. 严重心律失常及其抢救						
4. 4% KCl 致死作用观察						

【注意事项】

1. 注意静脉滴注氯化钾溶液的速度,防止滴速过快,导致动物死亡。

2. 滴注氯化钾时可先用生理盐水进行静脉预注射,以确认静脉通路通畅,并调节好滴速,再换氯化钾滴注。

3. 动物对氯化钾的耐受性有个体差异,故在滴注过程中应密切观察动物心电图改变,当出现严重心律失常时立刻终止滴注。

4. 针型电极插入部位要对称,并且注意插在皮下,切勿插入肌肉中。

5. 凝固的血液不可放置过久(尤其在温度较高的环境),血液凝固后可置于较冷的环境中备用。

6. 在描记存储心电图曲线的过程中,注意及时标记所作的各种处理。

【思考题】

1. 高钾血症对心脏的毒性作用是什么?

2. 本实验中可观察到哪些心电图改变? 发生机制是什么?

3. 葡萄糖酸钙抢救高钾血症的理论根据是什么? 还有其他的抢救方法吗? 理论依据是什么?

4. 哪些因素可能影响本实验结果?

(陆 超　严钰锋　钱睿哲)

实验三

家兔酸碱平衡紊乱及急性呼吸衰竭

【实验目的】

1. 复制实验性酸碱平衡紊乱的动物模型。
2. 观察动物的功能及血气指标的变化。
3. 分析酸碱平衡紊乱的类型。
4. 观察急性呼吸衰竭现象并分析发生原因。

【实验原理】

代谢性酸中毒的特征是血浆 HCO_3^- 浓度原发性减少。本实验通过给动物注入 NaH_2PO_4 造成细胞外液 H^+ 浓度增加、血浆 HCO_3^- 浓度因缓冲中和 H^+ 而降低,导致代谢性酸中毒发生。代谢性酸中毒时,由于呼吸系统能迅速发挥代偿调节作用,故动物呼吸加深加快,肺通气量增加,CO_2 排出增多,血液 H_2CO_3 浓度也随之下降,代偿性恢复 $HCO_3^-/H_2CO_3=20:1$。因此,血气分析时测得反映代谢因素的指标 AB、SB、BB 降低,BE 负值增大,PCO_2 降低,AB<SB。

由于代谢性酸中毒时,动物血浆 HCO_3^- 浓度原发性减少,所以 $NaHCO_3$ 可作为首选补碱药物,直接由静脉输入,使细胞外液的 HCO_3^-/H_2CO_3 比值恢复正常。但是,过量输入 $NaHCO_3$ 可造成细胞外液 H^+ 浓度减少和血浆 HCO_3^- 浓度增高,导致代谢性碱中毒发生。此时,血气分析时测得反映代谢因素的指标 AB、SB、BB 可增加,BE 正值增大。

通过动物的不完全窒息造成肺通气功能障碍引起急性呼吸性酸中毒,其特征为体内 CO_2 潴留。呼吸性酸中毒时,由于呼吸系统往往不能发挥有效的代偿调节作用,血浆 HCO_3^-/H_2CO_3 缓冲对不起作用,细胞外液的缓冲作用也有限,因此血气分析中可见反映呼吸因素的指标 $PaCO_2$ 升高、AB 值增大。

【实验动物】

家兔,体重 2.0~2.5kg。

【药品与器材】

5% $NaHCO_3$ 溶液,12% NaH_2PO_4 溶液,30% 乌拉坦溶液,0.85% 生理盐水,0.9% 肝素溶液。生物信号处理系统,呼吸、血压换能器,血气分析仪,兔台,电子秤,手术器械 1 套,气管插管,动脉插管 2 根,静脉插管,输液架,输液装置 1 套,10ml、5ml 注射器各 2 支。

【实验步骤】

取正常家兔 3 只,分别进行下述实验及病理造模。

1. 麻醉和固定动物　家兔称重后,用 30% 乌拉坦(3.5ml/kg)溶液,腹腔注射注入至动物完全麻醉。将兔固定于兔手术台上。

2. 分离气管和血管　颈部及一侧腹股沟剪毛,颈前部手术,钝性分离出气管并行气管插管,用线固定好;同时分离一侧颈总动脉和另一侧颈外静脉并穿线备用;腹股沟部位分离出一侧股动脉穿线备用。

3. 动、静脉插管　先经耳缘静脉注入 0.9% 肝素溶液,剂量为 2ml/kg,动物全身肝素化。由颈总动脉插入动脉插管以记录血压变化;颈外静脉插入静脉插管并连接输液装置缓慢滴入0.9% 的生理盐水以保持管道通畅;结扎股动脉远心端,用动脉夹夹住股动脉近心端,并在动脉夹远侧血管下备结扎线,在近结扎处用眼科剪剪一小口插入动脉插管,并用结扎线固定之。

4. 连接装置　气管插管、颈总动脉插管分别通过压力换能器与生物信号处理系统连接,记录一段正常的血压及呼吸,计数正常的呼吸频率。

5. 血气分析　打开股动脉的动脉夹,缓慢打开三通开关,弃去最先流出的 2、3 滴血液后,然后立即将插管口直接对准电极板芯片的注血口,注入全血到标准刻度,盖上小盖,插入血气分析仪,进行血气分析。测定血液的 pH、PaO_2、$PaCO_2$、K^+、BE、SB、Na^+、Cl^- 等,作为实验前对照。

6. 复制病理模型

(1)代谢性酸中毒:第 1 组家兔从颈外浅静脉缓慢注入 $12\%NaH_2PO_4$ 溶液,剂量为 5ml/kg。观察兔的呼吸、血压变化,注射 10min 后,按步骤 5 的方法采集血液标本,并测定血气与酸碱指标变化。在此基础上,依据血气分析测得 BE 值,通过计算所需补碱量进行代谢性酸中毒的治疗。$NaHCO_3$ 补充量(mmol)=BE 绝对值 × 体重(kg)× 0.3(0.3 是 HCO_3^- 进入体内分布的间隙,即体重 × 30%)。1ml 5% $NaHCO_3$ 溶液中含 0.6mmol $NaHCO_3$,所需 5% $NaHCO_3$ 溶液量(ml)=$NaHCO_3$ 补充量(mmol)/0.6。按照计算的 5% $NaHCO_3$ 溶液量经颈外浅静脉输入,进行纠正代谢性酸中毒治疗。

(2)代谢性碱中毒:第 2 组家兔从颈外静脉缓慢注入 5% $NaHCO_3$ 溶液,剂量为 5ml/kg,以造成动物急性代谢性碱中毒,观察其血压、呼吸的变化。注射 10min 后,按步骤 5 的方法采集血液标本,并测定血气指标变化。

(3)呼吸性酸中毒:第 3 组家兔将兔气管插管的通气管用止血钳夹闭(开始时作不完全夹闭)1.5~2min,观察其呼吸、血压的变化,并迅速按步骤 5 的方法经股动脉取血 0.5ml,测定其血气指标的变化。

【实验项目】

1. 建立代谢性酸中毒、代谢性碱中毒和呼吸性酸中毒家兔动物模型。

2. 将 3 种酸碱平衡紊乱模型的血气指标变化记录在表 3-1。

表 3-1　三种酸碱平衡紊乱模型的实验结果记录

指标	代谢性酸中毒		代谢性碱中毒		呼吸性酸中毒	
	实验前	实验后	实验前	实验后	实验前	实验后
呼吸/(次/min)						
BP/mmHg						
pH						
PaO_2						

续表

指标	代谢性酸中毒		代谢性碱中毒		呼吸性酸中毒	
	实验前	实验后	实验前	实验后	实验前	实验后
$PaCO_2$						
BE						
Na^+						
K^+						
Cl^-						
HCO_3^-						

3. 检测经 $NaHCO_3$ 纠正的代谢性酸中毒模型的血气指标,具体指标同上。通过比较纠正前后的血气指标,判断代谢性酸中毒的治疗效果。

【注意事项】

注射 NaH_2PO_4 溶液、$NaHCO_3$ 溶液时要缓慢,以防兔死亡。

【思考题】

1. 复制的 3 种酸碱平衡紊乱模型中血气指标有何变化?为何出现此变化?
2. 本实验成功复制了几种酸碱平衡紊乱,其诊断依据是什么?
3. 根据实验所得数据资料,分析呼吸衰竭的可能发病机制。

(胡优敏　黄　莺　孙连坤)

实验四

大鼠应激性溃疡

【实验目的】

观察急性应激对大鼠胃黏膜的影响,复制应激性溃疡的动物模型。

【实验原理】

应激性溃疡是由强烈应激(如严重创伤、大手术、严重疾病等)导致的胃、十二指肠黏膜急性病变,主要表现为糜烂、浅溃疡、渗血等,严重时可发生胃肠道穿孔和大出血,其发病机制复杂。交感-肾上腺髓质系统和下丘脑-垂体-肾上腺皮质系统强烈兴奋是应激的主要发生机制。交感-肾上腺髓质系统兴奋可引起胃肠血管收缩,导致胃肠黏膜缺血缺氧。胃肠黏膜缺血一方面引起黏膜上皮细胞损害及再生和修复能力降低,另一方面导致黏膜上皮细胞能量不足以及碳酸氢盐和黏液产生减少,致使黏膜上皮细胞间的紧密连接和覆盖于黏膜表面的碳酸氢盐-黏液层所组成的黏膜屏障遭到破坏。同时,应激时明显增加的糖皮质激素可使胃蛋白酶的分泌增加,胃黏液分泌减少,进一步削弱黏膜屏障功能,导致应激性溃疡。本实验给大鼠施加束缚——水浸刺激,复制应激性溃疡的动物模型,观察该应激对大鼠胃黏膜的影响。

【实验动物】

健康 SD 大鼠,体重 180~220g。

【药品与器材】

25% 氨基甲酸乙酯,生理盐水,4% 多聚甲醛,乙醚,0.05mol/L 盐酸,测定胃蛋白酶所需药品(酚试剂,牛血红蛋白,0.1% 硫柳汞,0.2mol/L 盐酸,0.3mol/L 盐酸,0.04mol/L 盐酸,5% 三氯醋酸,0.5mol/L 碳酸钠,L-酪氨酸)。大鼠固定器或大鼠固定木板,恒温水浴装置,酸度计,哺乳动物手术器械 1 套,分光光度计,离心机,放大镜,婴儿秤,试管等。

【实验步骤】

1. 将动物随机分为对照组和模型组。实验前所有动物均禁食不禁水 24h。
2. 对模型组和对照组大鼠进行称重。称重后,将模型组大鼠经乙醚麻醉后固定在大鼠固定器内或四肢束缚背位固定于鼠板上。待大鼠清醒后,将其头部向上,尾部向下,垂直放入(20±1)℃的恒温水浴槽内,水面至胸骨剑突水平。水浸泡 3~6h 后,将动物取出。对照组大鼠不做特殊处理。
3. 对照组和模型组大鼠用 25% 氨基甲酸乙酯腹腔注射麻醉,剂量为 4ml/kg。沿腹部中线纵行切开腹腔,找到胃,分别结扎贲门和幽门下方一段十二指肠,然后剪断胃与食管及十二指肠连接处,取出胃。

4. 从十二指肠段向胃内注射生理盐水 2ml,轻轻震荡后取出胃液,离心,1 000r/min,5min,取上清液,用酸度计检测胃内 pH。

5. 取部分上述离心后胃液上清,测定胃蛋白酶。

6. 从十二指肠段向胃内注射 4% 多聚甲醛溶液约 10ml(根据胃的大小掌握剂量,充盈即可;向胃内注射多聚甲醛时注意要缓慢推注,避免用力过猛使多聚甲醛进出造成不必要的伤害或将胃撑破),再将胃放入 4% 多聚甲醛溶液中浸泡 15min 固定;取出胃,沿着胃大弯剖开,用生理盐水将胃内食糜轻轻冲洗干净,将胃平展于玻璃板上,用放大镜观察溃疡大小及数量,测定溃疡指数。

7. 示教胃组织形态学观察。评估溃疡指数后切取胃底部 0.5cm × 0.5cm × 0.5cm 大小组织(模型组取材要含溃疡及溃疡边缘部位),采用 4% 多聚甲醛溶液固定 24h,经梯度酒精脱水,用石蜡包埋,切成厚 5μm 的片子,经 HE 染色后中性树胶封片,镜下观察。

【实验项目】

1. 胃内 pH 测定　采用酸度计检测离心后上清胃液 pH。

2. 胃蛋白酶活性测定　下述两种方法任选其一。

(1) Mett 毛细玻管法:将内径 1~2mm 长 10cm 的清洁匀称的毛细玻管充盈蛋清,经 85℃ 水浴凝固。实验时取上述离心后胃液上清 1ml,放入 50ml 的三角烧瓶中,加 0.05mol/L 盐酸溶液 15ml,摇匀后,放入上述蛋白毛细玻管 2 根,加塞,恒温水浴槽内 37℃ 孵育 24h,然后测玻管两端透明部分的长度,以四端长度的平均值 ^{2} × 16 表示胃蛋白酶活性的单位。

(2) Anson-Mirshy 法改良法

1)原理:由胃蛋白酶消化蛋白质生成的酪氨酸、色氨酸残基可使酚试剂(Folin-Ciocalteu)还原,产生显色反应。其显色的深浅直接与这些氨基酸的含量有关。由此可推算胃蛋白酶的活性。

2)试剂:酚试剂,牛血红蛋白(市售),0.1% 硫柳汞,0.3mol/L 盐酸,0.04mol/L 盐酸,5% 三氯醋酸,0.5mol/L 碳酸钠,L-酪氨酸。

3)操作方法

a. 操作前准备:配制基质液和绘制酪氨酸标准曲线(见附录)。

b. 根据预实验酶活力大小用 0.04mol/L 盐酸适当稀释胃液,然后按表 4-1 进行操作。

表 4-1　胃蛋白酶测定操作步骤

加入物	测定管/ml	测定空白管/ml
稀释胃液	0.5	0.5
基质液	2	—
充分振摇,37℃恒温水浴 10min		
5% 三氯醋酸	5	5
用力振摇中止反应		
基质液	—	2
室温放置 30min 以上,滤纸过滤,取滤液 1ml,进行显色反应		
滤液	1	1

续表

加入物	测定管/ml	测定空白管/ml
0.5mol/L 碳酸钠	5	5
酚试剂	0.5	0.5

立即振摇混匀,室温放置 60min 以上,分光光度计 640nm 波长下,以蒸馏水调零,测各管的吸光度。

c. 胃液中胃蛋白酶活力的计算:每毫升胃液在 37℃下每分钟分解蛋白生成 1μg 酪氨酸相当于 1 个酶活力单位[1 个酶活力单位=1μg 酪氨酸/(ml·min)胃液]。根据上述测得的吸光度值和酪氨酸标准曲线可得到测定管与测定空白管酪氨酸的浓度,进而可计算胃蛋白酶活力。

胃蛋白酶活力[μg/(ml·min)]=(测定管酪氨酸浓度 − 测定空白管酪氨酸浓度)×样本测试前稀释倍数 × 2 × 7.5 ÷ 10=(测定管酪氨酸浓度 − 测定空白管酪氨酸浓度)×样本测试前稀释倍数 × 1.5

注释:测定的胃液样本为 0.5ml,故 ×2;显色时是从 7.5ml 液体中取 1ml 进行显色反应,故 ×7.5;37℃水浴 10min,故 ÷10。

3. 溃疡指数测定　溃疡指数测定采用 Guth 方法,点状淤血为 1 分;线状淤血、长度小于 1mm 为 2 分;1~2mm 为 3 分;3~4mm 为 4 分;大于 4mm 为 5 分;宽度>1mm 时,分值 ×2。将每只动物的累计总分作为该动物的溃疡指数,在组间进行比较。

4. 胃组织切片示教　于显微镜下观察胃黏膜各层层次是否清晰,黏膜上皮是否完整、有无细胞脱落和缺损,黏膜固有层内腺体排列是否整齐规则,黏膜下层有无炎性细胞浸润、血管扩张充血及水肿等。

【注意事项】

1. 实验时捉拿动物要轻柔,以防造成对照组动物的应激。

2. 雌性大鼠性烈,较易形成溃疡。分组时应注意性别或均选用雌鼠。

3. 胃蛋白酶测定时要注意,吸光度为 0.5 以上时,消化时间改为 5min 重新测试,将结果乘 2。

4. 因为酚试剂仅在酸性条件下稳定,但酚试剂还原反应只是在 pH 10 的情况下发生。所以在胃蛋白酶测定时,当酚试剂加到碱性溶液中时,必须立即混匀(1~2s 内),以便在酚试剂被破坏之前,还原反应进行完毕。

【思考题】

1. 急性应激对大鼠胃黏膜有什么影响?

2. 造成上述影响的可能机制有哪些?

【附录】

1. 酚试剂的配制　将 10g 钨酸钠($Na_2WO_4 \cdot 2H_2O$)和 2.5g 钼酸钠($Na_2MoO_4 \cdot 2H_2O$)溶于 70ml 水中,然后加 5ml 磷酸和 10ml 浓盐酸,充分混合,接上回流管,回流 10h。然后加 15g 硫酸锂、5ml 水和 1 滴液体溴,开口煮沸 15min,驱除过剩的溴。放冷(溶液呈黄色,如仍呈绿色,须再重复滴加液体溴的步骤),稀释至 100ml,棕色瓶保存。用时加两倍水稀释即可。酚试剂亦有市售商品。

2. 基质液的配制　取 0.1% 硫柳汞 2.5ml,加蒸馏水至 100ml。用此溶液溶解牛血红蛋白使其浓度为 2.5%,离心后取上清液作为原液(4℃下保存,可保存一周)。实验当日取原液 4 份加 0.3mol/L 盐酸 1 份,作为基质液。

3. 绘制酪氨酸标准曲线　用 0.2mol/L 盐酸稀释 L-酪氨酸,使每毫升分别含有酪氨酸 0.1mg、0.08mg、0.06mg、0.04mg、0.02mg、0.01mg、0.008mg、0.006mg。取上述溶液 1ml 分别置于试管中,各管加 5ml 碳酸钠、0.5ml 酚试剂(已稀释),在波长 640nm 处测量吸光度。以 0.2mol/L 盐酸调零。以酪氨酸的浓度为横坐标,酪氨酸吸光度值为纵坐标绘制标准曲线,得到酪氨酸的标准曲线。

(贾玉红　李　璁)

实验五

不同类型的缺氧模型和影响机体缺氧耐受性的因素

【实验目的】

1. 掌握低张性、血液性和组织性缺氧小白鼠动物模型的复制方法和实验原理,了解缺氧的分类。

2. 观察不同类型缺氧模型动物的呼吸和血液颜色变化,熟悉各类缺氧模型动物的症状和体征。

3. 通过小动物快速低压缺氧模型,观察不同种属、年龄和中枢神经系统功能状态对缺氧耐受性的影响。

【实验原理】

一、小白鼠几种类型的缺氧模型

根据缺氧发生的原因和血氧变化特点,可以将缺氧分为低张性缺氧、血液性缺氧、循环性缺氧和组织性缺氧四种类型。本实验主要介绍低张性缺氧、血液性缺氧和组织性缺氧的模型复制方法。

1. 低张性缺氧 又称乏氧性缺氧,是以动脉血氧分压降低、血氧含量减少为基本特征的缺氧。吸入气氧分压过低、外呼吸功能障碍和静脉血流入动脉血等原因均可导致低张性缺氧。本实验利用密闭广口瓶,使密闭瓶有限容积内空气中的氧含量随动物呼吸逐步降低,导致吸入气氧分压进行性下降,致使肺泡气氧分压逐步降低,从而复制低张性缺氧模型。

2. 血液性缺氧 又称等张性缺氧,是由于血红蛋白含量减少,或血红蛋白性质改变,使血液携氧能力降低,或与血红蛋白结合的氧不易释出引起的缺氧。如:贫血导致血红蛋白数量减少;吸入 CO 或误食亚硝酸盐导致血红蛋白性质改变;输入大量库存血可显著增强血红蛋白与氧的亲和力。本实验通过给动物吸入过量 CO 或腹腔注射亚硝酸钠复制血液性缺氧模型,并观察亚甲蓝对亚硝酸钠中毒的救治作用。

CO 中毒的实验原理:CO 与血红蛋白的亲和力是 O_2 与血红蛋白的亲和力的 210 倍,CO 和血红蛋白结合后不能再与 O_2 结合,导致大量碳氧血红蛋白形成,使血红蛋白失去了携氧能力,氧的运输障碍,导致组织供氧不足,发生缺氧。其次,CO 还能抑制红细胞糖酵解,使 2,3-DPG 生成减少,氧离曲线左移,使得氧合血红蛋白中的 O_2 不易释放,加重组织缺氧。

亚硝酸盐中毒的实验原理:亚硝酸盐是一种强氧化剂,可将血红蛋白中的二价铁(Fe^{2+})氧化为三价铁(Fe^{3+}),形成高铁血红蛋白($HbFe^{3+}$-OH)。高铁血红蛋白中的 Fe^{3+} 因与羟基结合牢固而失去携氧能力,而且当血红蛋白中部分 Fe^{2+} 氧化为 Fe^{3+} 后,剩余 Fe^{2+} 与氧的亲和力异常增高,使氧的释放减少,引起组织缺氧。低浓度的亚甲蓝(也称美蓝)作为还原剂,可以使高铁血红蛋白中 Fe^{3+} 还原为 Fe^{2+} ,恢复血红蛋白的携氧能力。

3. 组织性缺氧　又称氧利用障碍性缺氧,是指组织供氧正常的情况下,因组织细胞氧利用障碍,引起 ATP 生成减少,该现象称为组织性缺氧。线粒体是氧利用的主要场所,线粒体功能障碍、结构损伤或呼吸链上酶合成或功能障碍等均可导致组织性缺氧。本试验通过给动物腹腔注射氰化物复制组织性缺氧模型,并观察硫代硫酸钠对氰化物中毒的救治作用。

氰化物是细胞色素氧化酶的特异性抑制剂,进入体内后,氰化物(CN^-)可迅速与氧化型细胞色素氧化酶的 Fe^{3+} 配位键结合,形成氰化高铁细胞色素氧化酶,使其不能还原为还原型细胞色素氧化酶,失去传递电子的功能,导致呼吸链中断,生物氧化受阻。氰化高铁血红蛋白在形成后数分钟又可解离出 CN^- ,给予供硫剂如硫代硫酸钠,可促使 CN^- 转变成毒性很低的硫氰酸盐(毒性只有 CN^- 的 1/200)而排出体外,因此迅速给予硫代硫酸钠等含硫物质可以达到解救氰化物中毒的目的。

二、影响机体缺氧耐受性的因素

机体对缺氧有一定的耐受力,不仅与缺氧程度和速度有关,还与种属、性别、年龄、机体的功能代谢状态、营养及锻炼情况、外界环境温度等多种因素有关。这些因素主要通过改变代谢耗氧量和机体的代偿能力起作用。凡能降低机体的代谢耗氧率或增强机体代偿能力的因素,都能使机体对缺氧的耐受性增强。

本实验通过分别给小白鼠腹腔注射咖啡因和氯丙嗪,造成不同的中枢神经系统的兴奋状态。将初生小白鼠、不同中枢神经系统兴奋状态的成年小白鼠(正常成年小白鼠、注射咖啡因的小白鼠和注射氯丙嗪的小白鼠)及青蛙(或蟾蜍)同时置于小动物减压装置内,抽气减压以30m/s 的速率减压至 10 000m 模拟海拔高度,观察动物的活动状况和存活时间,探讨不同因素对缺氧耐受性的影响。

【实验动物】

成年小白鼠,初生小白鼠,青蛙(或蟾蜍)。

【药品与器材】

钠石灰($NaOH \cdot CaO$),甲酸,浓硫酸,5% 亚硝酸钠,1% 亚甲蓝,0.1% 氰化钾,10% 硫代硫酸钠,生理盐水,0.25% 氯丙嗪,1% 咖啡因,医用凡士林。剪刀,镊子,酒精灯,电子天平,广口瓶,1ml 注射器,5ml 刻度吸管,冰袋,小白鼠缺氧装置,一氧化碳发生装置,抽气减压装置。

【实验步骤】

一、小白鼠几种类型的缺氧模型

1. 低张性缺氧

(1)称取 5g 钠石灰置于广口瓶中。

(2)将一只小白鼠,称重后置于广口瓶中,观察并记录小白鼠的一般活动状况,呼吸频率(次/10s)和深度,口唇和皮肤颜色。

(3)连接缺氧装置(图 5-1),塞紧广口瓶塞(可于瓶口处涂抹少许凡士林以确保其密封性)。每 3min 重复观察并记录动物的上述指标(有异常变化时应及时记录),直至动物死亡,记录动物存活时间。

（4）通过玻璃刻度管读取液面数据，记录为小白鼠总耗氧量（ml），计算其单位时间内每克体重耗氧量。

注：单位时间内每克体重耗氧量计算公式为耗氧量（ml）/［体重（g）/死亡时间（min）］。耗氧量（ml）为刻度玻璃管内液面上升的体积（ml）。

（5）动物尸体留至其他缺氧实验完成后一起解剖，比较血液和肝脏颜色。

2. CO 中毒性缺氧

（1）称取 5g 钠石灰置于广口瓶中。

（2）将一只小白鼠，称重后同置于广口瓶中，观察并记录小白鼠的一般活动状况，呼吸频率（次/10s）和深度，口唇和皮肤颜色。

（3）用刻度吸管吸取 3ml 甲酸放入试管，再沿试管壁缓慢加入 2ml 浓硫酸。

注：浓硫酸催化甲酸产生 CO，CO 产生的反应式为 $HCOOH \xrightarrow[\triangle]{浓 H_2SO_4} H_2O + CO\uparrow$

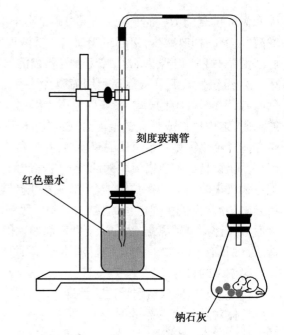

刻度玻璃管

红色墨水

钠石灰

图 5-1　缺氧装置

（4）连接 CO 发生装置（图 5-2），塞紧瓶塞。每 3min 重复观察并记录上述指标（有异常变化时应及时记录），直至动物死亡，记录动物存活时间。

注：可用酒精灯适当加热试管，加快反应速度，但要避免液体沸腾，以防止 CO 产生过多过快，或伴有甲酸蒸发，导致动物迅速死亡，使一氧化碳中毒的典型体征不明显。

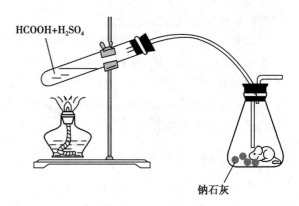

$HCOOH+H_2SO_4$

钠石灰

图 5-2　一氧化碳发生装置

（5）动物尸体留至其他缺氧实验完成后一起解剖，比较血液和肝脏颜色。

3. 亚硝酸钠中毒性缺氧

（1）动物称重，选取体重相近、性别相同的两只小白鼠，标记后分别观察并记录小白鼠的一般活动状况，呼吸频率（次/10s）和深度，口唇和皮肤颜色。

（2）分别向两只小白鼠腹腔内注射 5% 亚硝酸钠 0.3ml。其中一只小白鼠在注射亚硝酸钠后，立即腹腔注射 1% 亚甲蓝溶液 0.3ml，另一只在注射亚硝酸钠后，立即注入等体积生理盐水作为对照。每 3min 重复观察并记录动物的上述指标（有异常变化时应及时记录），直至有小白鼠死亡，记录动物存活时间。

（3）动物尸体留至其他缺氧实验完成后一起解剖（存活的小鼠处死后解剖），比较血液和肝脏颜色。

4. 氰化物中毒性缺氧

（1）动物称重，选取体重相近、性别相同的两只小白鼠，标记后分别观察并记录小白鼠的一般活动状况,呼吸频率(次/10s)和深度,口唇和皮肤颜色。

（2）分别向两只小白鼠腹腔内注射0.1%氰化钾0.2ml,记录时间,观察并记录动物的上述指标。

（3）待小白鼠出现四肢瘫软症状时,立即向其中一只小白鼠腹腔注射10%硫代硫酸钠0.4ml,另一只小白鼠腹腔注射等体积的生理盐水作为对照,观察并记录动物的上述指标,(有异常变化时应及时记录),直至有小鼠死亡,记录动物存活时间。

（4）动物尸体留至其他缺氧实验完成后一起解剖(存活的小鼠处死后解剖),比较血液和肝脏颜色。

5. 病理解剖观察小白鼠的肝脏和血液颜色　可处死一只正常小白鼠作为对照,取不同缺氧处理的小白鼠尸体,解剖后取肝脏置于白色滤纸上(拖动一小段距离留下血液颜色便于观察),做好相应标记,观察并比较各组小白鼠肝脏、血液颜色。

二、影响机体缺氧耐受性的因素

1. 取三只体重和年龄相近的成年小白鼠。按0.1ml/10g体重分别腹腔注射0.25%氯丙嗪、1%咖啡因和生理盐水,其中注射氯丙嗪的小白鼠待其活动减弱后,将其置于冰袋上15~20min。

2. 取一只初生小白鼠和一只青蛙(或蟾蜍)与上述注射生理盐水、氯丙嗪、咖啡因的小白鼠一并放入抽气减压装置的真空干燥器内,观察动物一般活动及呼吸状况后密封装置。

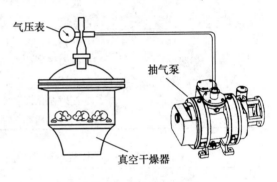

图5-3　抽气减压装置

3. 将抽气减压装置中的抽气泵和真空干燥器连接(图5-3),开启抽气泵,以30m/s的速率开始抽气减压,直到压力减至模拟10 000m海拔高度,其间持续观察动物一般活动和呼吸状况,异常变化及时记录,观察比较小动物的活动状况及存活时间。

【实验项目】

将实验结果记录在表5-1、表5-2和表5-3中。

表5-1　几种类型缺氧小白鼠一般活动状况、呼吸及口唇颜色变化记录

缺氧类型	观察时间	一般活动状况	呼吸状况 (频率、幅度)	口唇颜色
低张性缺氧	实验前			
	3min			
	6min			
	9min			
	12min			
	15min			
CO中毒	实验前			
	3min			
	6min			
	9min			
	12min			
	15min			

续表

缺氧类型		观察时间	一般活动状况	呼吸状况（频率、幅度）	口唇颜色
亚硝酸钠中毒	生理盐水	实验前			
		3min			
		6min			
		9min			
		12min			
		15min			
	亚甲蓝解救	实验前			
		3min			
		6min			
		9min			
		12min			
		15min			
氰化钾中毒	生理盐水	实验前			
		注射氰化钾后			
		注射生理盐水			
	硫代硫酸钠	实验前			
		注射氰化钾后			
		注射硫代硫酸钠			

表5-2　不同类型缺氧小鼠的存活时间，肝脏和血液颜色记录

观测项目	正常对照	低张性缺氧	血液性缺氧			组织性缺氧	
			CO中毒	亚硝酸钠+生理盐水	亚硝酸钠+亚甲蓝	氰化钾+生理盐水	氰化钾+硫代硫酸钠
存活时间							
肝脏和血液颜色							

表5-3　动物减压过程中一般活动状况、呼吸及存活时间记录

动物类型	一般活动状况	呼吸状况（频率、幅度）	出现惊厥时间	存活时间
初生小白鼠				
注射生理盐水小白鼠				
注射咖啡因小白鼠				
注射氯丙嗪小白鼠				
青蛙（或蟾蜍）				

【注意事项】

1. 缺氧装置和抽气减压装置的真空干燥器一定要保持密闭。

2. 进行亚硝酸钠和氰化钾中毒实验时,要事先用注射器准备好抢救药品,以便及时解毒。

3. 氰化物有剧毒,勿沾染皮肤、黏膜,特别是有破损处,实验后将物品清洗干净。

4. 咖啡因和氯丙嗪注射应当在减压前 30min 左右完成,以便药物充分发挥作用,使实验结果确切。

5. 小白鼠腹腔注射应从左下腹进针,避免损伤肝脏,同时也要避免将药液注入肠腔或膀胱。

【思考题】

1. 结合实验结果,分析不同缺氧类型的血氧含量变化及其机制。

2. 结合实验结果,观察不同缺氧类型小白鼠血液和肝脏颜色有何区别并分析其原因。

3. 结合实验结果,分析影响缺氧耐受性的因素。

4. 结合理论课知识,思考如何复制其他类型的缺氧模型。

(陈德伟 何文娟 高钰琪)

实验六

大鼠心肌缺血-再灌注损伤

【实验目的】

通过制作大鼠心肌缺血-再灌注损伤模型,观察损伤心肌的病理性改变及功能改变。

【实验原理】

缺血时间影响再灌注损伤。缺血时间短,由于器官能耐受一定时间的缺血,恢复血供后可无明显的再灌注损伤。缺血时间长,易导致缺血-再灌注损伤。缺血时间过长,器官会发生不可逆损伤,如坏死。心脏的缺血-再灌注损伤可表现为再灌注性心律失常、再灌注性心肌顿抑、微血管阻塞和心肌结构的变化等。

【实验动物】

SD 大鼠(8~12 周龄,200~300g,雌雄不限)。

【药品和器材】

10% 水合氯醛、25% 乌拉坦、2% 红四氮唑(TTC)染色液、生理盐水。小动物呼吸机、生物信号采集处理系统、显微手术器械 1 套、气管插管、微动脉夹、6-0 缝合针线、细软管、大鼠心脏切片模具。

【实验步骤】

1. **称重和麻醉** 大鼠称重后,腹腔注射麻醉药(10% 水合氯醛+25% 乌拉坦混合溶液),剂量为 5ml/kg,麻醉后仰卧位固定于手术板上。

2. **气管插管** 颈部正中切口 1~2cm,分离肌肉,暴露气管,气管切口,将塑料软管插入气道并固定,确保呼吸道通畅。连接小动物呼吸机,呼吸参数选择大鼠模式(呼吸频率 60~80 次/min,潮气量 8~12ml,呼吸比 1∶1)。

3. **胸部手术** 胸部去毛消毒,取左侧胸骨正中线剪开皮肤约 2cm,逐层钝性分离胸浅肌和胸深肌,注意按照肌肉的纹路分离可以避免将肌肉撕裂,在第三根肋骨下用止血钳将肌肉分离开,暴露心脏,剥离心包膜,在左房下缘心耳远端穿 6-0 号眼科缝合线,并放置一软管,拉紧丝线,结扎左前降支 30min,取出软管进行再灌注 2h,形成心肌缺血-再灌注损伤模型(图 6-1)。假手术组和单纯缺血组进行同样的手术操作,单纯缺血组用 6-0 号眼科缝合线直接结扎左前降支,而假手术组不结扎血管。

4. **心电图检测** 生物信号采集处理系统检测大鼠心电图变化并记录。

5. **血清酶测定** 从腹腔静脉取血,分离血清,检测血清乳酸脱氢酶(lactate dehydrogenase,

LDH）、肌酸激酶（creatine kinase，CK）和肌酸激酶同工酶 MB（creatine kinase-MB，CK-MB）。

6. 组织学检测　将大鼠断头法处死，打开胸腔，将心脏剪下，用生理盐水清洗干净，放入心脏切片模具中，将心脏切成 1mm 厚的切片，切片浸入 2% 的 TTC 染液中，37℃水浴 15min，取出切片观察染色结果并拍照。取代表性心肌进行苏木素-伊红染色，光镜下观察组织病理学变化。

【实验项目】

1. 心电图变化　观察术中及术后大鼠心电图变化，记录心律失常的种类和频次。

2. 血清酶的变化　实验结果记录在表 6-1 中。

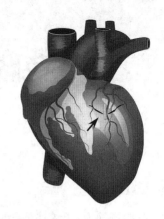

图 6-1　大鼠心脏缺血-再灌注模型示意图
箭头所示为结扎点。

表 6-1　不同处理组大鼠血清酶记录表

分组	LDH	CK	CK-MB
假手术组			
单纯缺血组			
缺血-再灌注组			

3. 心肌梗死面积测定　染色完成后，数码相机拍摄心肌切片图像，经过图像处理软件分析计算出梗死区（infact size, IS）和缺血区（area at risk, AAR）面积的比值，即可计算出心肌梗死面积百分比（IS/AAR）。

4. 苏木素-伊红（HE）染色组织损伤比较　取代表性心肌组织切片进行 HE 染色，光镜下观察组织病理学变化。病理变化根据心肌纤维排列是否整齐，心肌细胞是否正常完整，有无空泡变性、水肿；心肌间和心肌外膜有无炎细胞浸润等按由轻到重的程度分别记为 1、2、3、4 分，无病变为 0 分，每张切片随机取 6 个高倍镜视野进行评分，取平均值。

【注意事项】

1. 冠脉结扎的部位　在左心耳下缘 1~2mm 处进针。由于大鼠心脏表面见到的是静脉，静脉下面见不到的才是动脉，故结扎时应稍扎深一点，把动脉静脉扎在一起。

2. 控制好呼吸机　呼吸要保持好，否则会因为气胸不能自主呼吸而死亡。

【思考题】

1. 心肌缺血-再灌注损伤的机制是什么？
2. 临床上哪些疾病可能引起心肌缺血-再灌注损伤？有哪些相应的防治措施？

（卢晓梅　马　玲　于艳秋）

实验七

家兔肠缺血-再灌注损伤

【实验目的】

1. 复制肠缺血-再灌注损伤的实验动物模型。
2. 观察肠缺血-再灌注损伤时小肠形态学变化。
3. 探讨肠缺血-再灌注损伤的发病机制。

【实验原理】

缺血的组织、器官恢复血液灌注及氧供后反而会加重组织损伤的现象称为缺血-再灌注损伤。缺血-再灌注损伤的发生机制与活性氧产生增多、细胞内钙超载、白细胞的损伤作用等因素有关。本实验通过结扎家兔肠系膜上动脉阻断一段小肠的血液供应，然后再松开结扎恢复其血液灌注来复制肠缺血-再灌注损伤的动物模型。

【实验动物】

家兔。

【药品与器材】

25% 乌拉坦溶液、0.3% 肝素钠(用生理盐水配制)、1% 普鲁卡因、生理盐水。兔手术器械 1套、兔手术台、生物信号采集与分析系统、压力换能器、动脉导管、动脉夹、100ml 烧杯、5ml 注射器、10ml 注射器、止血纱布、婴儿秤。

【实验步骤】

1. 麻醉、固定和备皮　健康家兔称重后，从耳缘静脉缓慢推注 25% 乌拉坦溶液(4ml/kg)进行麻醉，将其仰卧固定于兔手术台上，颈部备皮。

2. 气管插管　行颈前正中切口，分离气管，在其下放置一根结扎线，在气管中段第 3~4 软骨环上做一倒 T 字形切口，插入 Y 形气管插管，再用结扎线结扎、固定于插管分叉处，并将插管的一侧接呼吸描记装置，描记家兔呼吸。

3. 肠系膜上动脉分离　1% 普鲁卡因局部麻醉后在剑突下方 1~2cm 处沿正中线向下做长约 5cm 的腹正中切口，打开腹腔，用生理盐水湿润的纱布将内脏轻轻扒向家兔左前方，暴露出腹腔后壁，将从腹主动脉略低于右肾门处发出的肠系膜上动脉分离出来，穿线备用(图 7-1)。

4. 颈动脉插管　在气管的背外侧找到颈总动脉鞘，细心地分离出一段长约 3cm 的颈总动脉，远心端用线结扎，近心端用动脉夹夹闭，然后用眼科剪在靠近颈动脉结扎线处剪一斜口，插入充满肝素的动脉导管并予固定，导管与压力换能器、生物信号采集与分析系统相连，以记录家兔平均动脉压。

5. 在观察各项指标正常值后,将家兔分为两组:
①持续缺血组:持续结扎肠系膜上动脉 2h;②缺血－再
灌注组:结扎肠系膜上动脉 1h+ 松解 1h。沿动脉行走
方向在家兔肠系膜上动脉上面放置一根长约 2~3cm 的
橡胶管,用棉线将其与肠系膜上动脉一同结扎,完全阻
断肠系膜上动脉的血流。记录两组家兔在结扎后 0min、
5min、15min、30min 和 60min 时的血压和小肠肠壁颜色、
水肿及出血点的发生情况。

6. 缺血－再灌注组家兔在缺血 60min 时用剪刀剪
断结扎橡胶管上的棉线,移开橡胶管,用示指的指腹在
肠系膜上动脉远心端轻轻触摸,感觉有动脉搏动时,说
明小肠血流恢复,也可通过观察小肠颜色变化来判断小
肠血流恢复情况。记录家兔在松开结扎后 0min、5min、
15min、30min 和 60min 时的各项指标;而持续缺血组

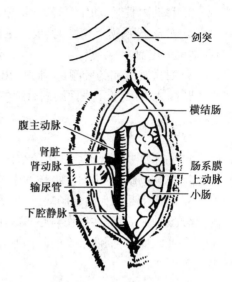

图 7-1　肠系膜上动脉示意图

家兔则不松开棉线,使肠系膜上动脉血流持续阻断,对照观察结扎后 65min、75min、90min 和
120min 时的各项指标。

【实验项目】

1. **平均动脉压**　颈动脉插管成功后,连接生物信号采集系统,在家兔肠系膜上动脉结
扎/松开后的不同时间点记录家兔平均动脉压的变化,并将结果记录在表 7-1。

2. **小肠形态学变化(淤血、水肿及出血点)**　固定一段受肠系膜上动脉支配的小肠肠祥,观
察其正常的肠壁颜色、褶皱,在家兔肠系膜上动脉结扎/松开后的不同时间点记录肠壁颜色、水
肿及出血点的发生情况,并将结果记录在表 7-1。

表 7-1　家兔肠系膜上动脉结扎/松开后不同时间点的血压和肠壁变化

组别	指标	肠系膜上动脉结扎					肠系膜上动脉松开/结扎				
		0min	5min	15min	30min	60min	0/60min	5/65min	15/75min	30/90min	60/120min
持续缺血组 缺血－再灌注组	平均动 脉压										
持续缺血组 缺血－再灌注组	肠壁 颜色										
持续缺血组 缺血－再灌注组	肠壁 水肿										
持续缺血组 缺血－再灌注组	肠壁出 血点										

【注意事项】

1. 全身麻醉时,注射麻药速度要尽可能慢,而且不能过量,随时注意家兔的反应。

2. 剪开腹膜时,如动物仍有疼痛反应,可用少量 1% 普鲁卡因溶液做腹膜浸润麻醉。

3. 移动内脏时,动作要轻柔,不要过度牵拉肠袢,以免引起低血压而影响实验结果。

4. 分离肠系膜上动脉时,要小心细致钝性分离,避免使用锐利器械,以免损伤周围大血管,造成大出血。

5. 每次观察完肠壁颜色、水肿、出血点和肠腔渗出情况后,要用生理盐水湿润的纱布覆盖小肠肠袢,以防肠壁干燥而影响后续各项指标的观察。

【思考题】

1. 临床哪些情况下会发生肠缺血-再灌注损伤?
2. 影响肠缺血-再灌注损伤发生的因素有哪些?
3. 临床上是如何防治肠缺血-再灌注损伤的?
4. 肠缺血-再灌注损伤与心肌缺血-再灌注损伤的发生机制有何异同?
5. 肠缺血-再灌注损伤的防治原则与防治措施有哪些?

（王　念　张华莉）

实验八

家兔弥散性血管内凝血（DIC）

【实验目的】

1. 通过 DIC 动物模型的复制，掌握 DIC 的常见发病原因和机制。
2. 观察急性 DIC 各期的血液凝固性变化特点，讨论其发生机制和病理意义。
3. 了解 DIC 的诊断标准，熟悉常用的实验室检查指标及其临床意义。

【实验原理】

脑、肺、胎盘、前列腺等组织器官富含组织因子（tissue factor，TF），当这些组织被损伤破坏时可导致大量组织因子释放入血，通过启动外源性凝血过程促进 DIC 的发生。DIC 的诊断主要依据原发疾病、临床表现以及出、凝血相关实验室检查综合判断。当相关指标如血小板计数、纤维蛋白原含量、凝血酶原时间和 3P 试验（或 D-二聚体，或优球蛋白溶解时间）异常，结合病因、病史即可初步诊断 DIC。本实验通过静脉注入兔脑粉浸液，启动外源性凝血系统，复制家兔实验性 DIC 模型。通过实验和几项出凝血指标的测定及结果分析，了解实验室诊断 DIC 的常用方法，联系理论知识加深理解 DIC 的病因及发病机制。

【实验动物】

家兔，体重 2.0~2.5kg。

【药品与器材】

1% 普鲁卡因，3.8% 枸橼酸钠，血小板稀释液，兔脑匀浆，0.9% 肝素。显微镜，离心机，721 型分光光度计，水浴箱，兔台，电子秤，手术器械，微量加样器，计时器，动脉插管，血小板计数板，10ml、5ml 注射器各 2 支，肝素抗凝管 3 支，枸橼酸钠抗凝管 3 支，玻璃纸。

【实验步骤】

1. **麻醉和固定动物**　家兔称重，固定于兔手术台，颈前部手术野剪毛备皮。抽取 1% 普鲁卡因 2ml 在手术切口部位做局部麻醉，做颈前正中切口（切口位置应低于甲状软骨水平，切口长度约 4~5cm）。分离家兔一侧颈总动脉（长度约 3~3.5cm），用动脉夹夹闭颈总动脉近心端，远心端结扎，向心脏方向插管，结扎固定插管。

2. **抗凝管准备**　取预先准备的肝素抗凝管和枸橼酸钠抗凝管（含枸橼酸钠 0.3ml）各 3 个，实验者应分别做好取血次序的标记。

3. **用作正常对照的各项指标的血标本的制备**　取测定血小板和其他出、凝血指标用的血标本时，可放松动脉夹，最先流出的数滴血应弃去。

（1）先用一小块玻璃纸，接取一大滴兔血，并立即取其中 10μl 血液放入 2.0ml 血小板稀释液内充分混匀，做血小板计数（BPC）（方法见附录）。

（2）分别在肝素抗凝管内放入兔血 1.5ml，在枸橼酸钠抗凝管放入兔血 3.5ml（取血完毕用生理盐水冲洗动脉插管以防管内血液凝固）。

（3）取血后迅速用小片玻璃纸封闭试管口，上、下颠倒试管使血液与抗凝剂混匀（注意勿震荡），平衡后离心，3 000r/min 10min，小心取出上层血浆，另置干净小试管，并加上标记。肝素抗凝所制备的血浆用以测定纤维蛋白原，枸橼酸钠抗凝所制备的血浆用以测定 PT 和血浆鱼精蛋白副凝试验（3P 试验）（方法见附录）。

4. 复制 DIC 模型　取 37℃水浴预热和保温中的兔脑匀浆，剂量以 8ml/kg 体重计算，经耳缘静脉以 1ml/min 的速度匀速推注。若注射过程中发现动物突然挣扎、呼吸急促，应立即停止推注并及时采血，方法同步骤 3。

5. 采集血样　在全量兔脑匀浆刚刚注射完毕时，以及注射后 30min 或 45min 时（视手术所用时间长短和实验课时多少决定）各采血样一次，方法同步骤 3。

6. 血凝检测　按照附录的方法，进行 BPC，凝血酶原时间（prothrombin time, PT）检测，3P试验和纤维蛋白原含量的测定。

7. 动物处死　实验完毕后，将动物处死。

【实验项目】

1. DIC 造模时，注入兔脑匀浆前后动物的呼吸及一般情况监测记录在表 8-1。

表 8-1　注入兔脑匀浆前后动物呼吸与状态观察

注兔脑匀浆前	注兔脑匀浆后
腹式呼吸	
一般状态	

2. 家兔注射兔脑匀浆前后的凝血指标记录在表 8-2。

表 8-2　DIC 实验指标的测定记录

项目	注射前	注射后（立即）	注射后（30/45min）
BPC			
PT			
3P 试验			
Fbg 量			

【注意事项】

1. 采集抗凝血需掌握好血液与抗凝剂的比例。

2. 注射兔脑匀浆前，要做好第二次采血的一切准备工作，准备好抗凝管、玻片、秒表。因为注射兔脑匀浆过程中，动物极易猝死，如临时再做准备，则往往因准备不及时，动物已死亡，而导致采血失败。

3. 静脉推注兔脑匀浆的速度快慢是实验成败的关键，故在控制好速度的前提下，应密切注意动物的反应。

【思考题】

1. 静脉注入兔脑匀浆后为何能复制出家兔 DIC 模型？试述其发生机制。

2. 根据实验中血标本的各项实验结果，讨论急性 DIC 产生的原因、机制及各项变化指标之间的关系。

【附录】

1. BPC　用微量加样器吸取 $10\mu l$ 兔全血，擦净吸头外的血液，迅速加入预先准备的 2ml 血小板稀释液中，充分混匀后，用滴管将试管内已稀释血液滴到计数板上静置 10min，等血小板完全下沉后，用高倍镜计数，但需注意以下几点。

（1）要准确数出计数板中央 1 大方格（即 25 个中格 400 小格）的血小板数，乘以 2 000 就是每立方毫米的血小板数；或者在中央 1 大方格内，准确计数四个角上的中格和中央的 1 个中格，一共 5 个中格的血小板数，乘以 1 万就是每立方毫米的血小板数。

（2）在高倍镜下，血小板体积甚小，在大量红细胞中间是个小圆点，调整显微镜的细准焦螺旋时，可以见到小圆点（血小板）应有较强的折光性。血小板正常参考值：人，$(100\sim300)\times10^9/L$；兔，$(120\sim250)\times10^9/L$；小鼠，$(157\sim1\,520)\times10^9/L$。

2. PT 检测

（1）取被检血浆 0.1ml，置于小试管内，放入 37℃水浴预温。注意 PT 检测的血浆应使用枸橼酸钠抗凝，不宜使用 EDTA-2Na，肝素或草酸盐抗凝。

（2）在上述试管内加入 P 试剂（含组织因子和 Ca^{2+}）0.2ml，同时开动秒表并轻轻地侧动试管，至液体停止流动或出现颗粒为止，即为凝固终点，立即停止计时，记录 PT 测定值（s）。

（3）重复 3 次测定，取平均值作为测定结果。正常参考值：人，(12 ± 1)s；兔，6~8s；狗，7.3~10s。

3. 3P 试验

（1）取被检血浆 0.5ml，置于小试管内，放入 37℃水浴 3min 预温。

（2）在上述试管内加入硫酸鱼精蛋白液 $50\mu l$，混匀，在 37℃水浴中放置 15min。在观察结果时，将试管轻轻地摇动，有白色纤维或凝块为阳性；完全混浊无白色纤维为阴性。

4. 纤维蛋白原定量（饱和氯化钠法）

（1）取血浆 0.5ml，置于 100ml 的试管中，加入饱和 NaCl 溶液 4.5ml，充分混匀，置于 37℃水浴中，温育 3min，取出后再次摇匀。

（2）对照管试剂的配制和处理：取生理盐水 0.5ml 加入饱和 NaCl 溶液 4.5ml 进行同样操作。

（3）选用波长 520nm，用对照管试剂调定光密度测定仪的零点，然后测定被测样品试液的光密度，按下式计算样品中纤维蛋白原的含量。纤维蛋白原正常参考值：人，2~4g/L；兔，2.56~7.64g/L。

$$纤维蛋白原含量（mg/dl）:\frac{测定光密度}{0.5}\times1\,000$$

（胡优敏　陈国强）

实验九

家兔失血性休克

【实验目的】

1. 复制家兔失血性休克模型,观察正常家兔循环系统生理特性及血气、体温、尿量等指标。
2. 复制失血性休克模型,观察休克初期与休克期,机体的代偿机制及微循环变化特点。
3. 分析休克期的药物治疗及效果。

【实验原理】

休克是指机体在严重失血、失液、感染、创伤等强烈致病因素的作用下,有效循环血量急剧减少,组织血液灌流量严重不足,引起细胞缺血、缺氧,以致各重要生命器官的功能、代谢障碍或结构损害的全身性危重病理过程。

根据休克发生的始动环节不同,休克可以分为三类:低血容量性休克、血管源性休克和心源性休克。无论是哪种类型的休克,其发病的中心环节都是有效循环血量下降,即体内的血液不能在心脏和血管这个封闭的空间内流动,造成循环功能障碍,从而导致器官功能障碍。因此,在休克的治疗过程中,以对因治疗为主、对症治疗为辅。主要以纠正始动环节作为手段,以纠正有效循环血量为中心目标。休克治疗过程中的主要监测指标包括心功能、血压、微循环及中心静脉压,以确定治疗效果。

【实验动物】

新西兰兔,体重 2.0kg,雌雄不限。

【药品与器材】

20% 乌拉坦,生理盐水,100U/ml 肝素生理盐水,多巴胺注射液。家兔手术台,手术灯,生物信号采集系统,血气分析仪,数字温度计,压力换能器,颈动脉插管,呼吸换能器;手术刀,手术剪(弯、尖、圆),止血钳,蚊式止血钳,眼科剪,眼科镊,敷料镊,动脉夹,气管插管,100ml 量筒,纱布,缝合线,医用胶布,静脉输液+静脉插管,股动脉插管,20ml 注射器,10ml 注射器,1ml 注射器,500ml 塑料烧杯,100ml 烧杯,保鲜膜。

【实验步骤】

1. 术前准备 家兔称重,自耳缘静脉或腹腔注射 20% 氨基甲酸乙酯溶液,5ml/kg 麻醉后,仰卧固定于兔手术台上;颈部、腹部、腹股沟部剪毛备皮。

2. 手术

(1)颈部手术:在颈部正中做 3~4cm 切口,钝性分离肌肉,暴露气管及颈总动脉、颈静脉。

游离动静脉,在双侧颈总动脉和一侧的颈静脉下各穿两根线,备用。

1)气管插管:在气管软骨处做"一"字形切口,并将气管插管向肺脏方向插入、固定。用止血钳夹闭一侧的通气管,另一侧连接呼吸流量换能器。

2)颈静脉插管:用连有输液器的静脉插管,向心插入,结扎固定,将输液速度调至 5 滴/min,以保持静脉通畅。

3)动脉插管:颈总动脉远心端结扎,近心端夹闭,然后将连有压力换能器的插管充满 100U/ml 肝素生理盐水溶液(注意压力换能器内要充满肝素,不要有气泡),向心插入颈总动脉内,结扎固定(注意两点结扎,第二点用远心端的结扎线结扎),连接生物信号采集系统,记录血压变化。分离另一侧颈总动脉,不插管,备用(夹闭反射)。

(2)股部手术:在一侧腹股沟处沿肢体走向,在皮肤做约 4cm 长切口,在肌肉间隙找到乳白色的股神经,其内侧平行的紫红色血管为股静脉,在股神经与股静脉下方有一条粉红色的血管伴行即为股动脉。

股动脉插管:仔细、轻柔钝性剥离,避免损伤动脉的细小分支导致出血。在股动脉下穿两根丝线备用。远心端结扎,近心端夹闭,将连有三通管的动脉插管充满抗凝液体,向心插入股动脉内,结扎固定插管(同样注意两点结扎,第二点用远心端的结扎线结扎)。此插管用于放血。

(3)腹部手术:剑突下方 3cm 处,做 4~5cm 的皮肤切口。沿腹白线打开腹腔,将纱布剪口,放在腹部切口处(纱布的口径要大于腹部的切口)。

微循环观察:从腹部的右下方,找出盲肠,并找到与其相连的一段游离度较大的小肠肠袢,轻轻将其拉出放在微循环观察仪的观察窗上,通过微循环图像分析系统,寻找肠系膜微循环,将微循环图像显示于电脑显示屏,观察肠系膜的动、静脉毛细血管的血流速度变化。就绪后,将一小块保鲜膜放在观察环上。随后,将纱布盖在小肠上。定时向纱布喷洒生理盐水,保持小肠的湿润。

(4)膀胱插管:①导尿管准备:在导尿管的表面涂抹凡士林进行润滑,将金属丝插入导尿管以增加导尿管的硬度;②找到尿道开口位置:注意雌性动物的尿道与阴道共用一个开口,之后呈"Y"字形分开,下方开口为尿道,上方为阴道;③将导尿管从尿道插入直至膀胱,将导尿管中间的金属丝拉出,若有尿液流出,说明已经到达膀胱。

(5)信号采集系统:打开电脑及生物信号采集系统,将压力换能器连接到 1 通道,选择输入信号为压力;呼吸流量换能器连接到 2 通道,选择输入信号为呼吸。

(6)观察指标

1)静脉输液量速度:20 滴/min,平衡 10min。

2)生理指标:利用生物信号采集系统记录血压、呼吸频率及幅度、尿滴频率。

3)体温:体温计检测肛温。

4)血气指标检测:自股动脉取血 0.6ml,隔绝空气检测动脉血 pH、PaO_2、$PaCO_2$、BE、SB、BB。

5)减压反射:夹闭另一侧颈总动脉 20s,观察血压变化及微循环变化。

6)微循环:透射显微镜观察肠系膜微循环情况。

【实验项目】

1. 复制家兔失血性休克模型

(1)动物准备:手术操作结束后,动物静置 5min 并检测所有观察指标后开始放血操作。

（2）模型复制：取 100ml 量筒并加入 20ml 肝素生理盐水溶液（100U/ml），从股动脉放血入量筒内。待血压下降至 35~40mmHg（平均压）时停止放血，观察血压及微循环变化。

（3）模型观察：若血压上升，重复第二步操作，使其维持在 35~40mmHg，30min。

（4）指标检测：利用生物信号采集系统检测手术操作（5）中的所有观察指标。

（5）计算失血比例：放血总量占全动物血量的百分比。

2. 抢救治疗

（1）去除病因治疗：将量筒中的抗凝血液回输入动物静脉，60 滴/min，输血完成后，再观察血压及微血管血流变化。

（2）补液治疗：静滴生理盐水 15min（60 滴/min），观察血压及微血管血流变化。

（3）血管活性药物治疗：静滴生理盐水 5min，将多巴胺加入静脉输液管中用量：[多巴胺用药量（mg）=体重（kg）×1.6]，观察血压及微血管血流变化。

3. 动物处死　实验完成后采用 2 倍剂量麻醉剂静脉注射，结束家兔生命。各小组向为本次实验贡献生命的动物默哀致敬。

4. 实验结果记录

（1）生物信号采集系统记录的实验结果记录在表 9-1。

表 9-1　实验动物生理指标

观察时间	观察指标						
	血压/mmHg		呼吸		减压反射（存在/否）	尿滴频率/（滴/min）	肛温/℃
	收缩压	舒张压	呼吸频率/（次/min）	幅度/mm			
生理状态							
失血后							
治疗后							

（2）抽取动脉血检测动物动脉血气的指标记录在表 9-2。

表 9-2　实验动物血气指标

观察时间	血气指标				
	pH	PaO$_2$	PaCO$_2$	HCO$_3^-$	BE
生理状态					
失血后					
治疗后					

（3）失血比例计算：按照全身血液总量为体重 × 8%，计算失血量占全身血量的百分比。

（4）描述显微镜观察的肠系膜微循环状态：包括血流速度、血流状态、微循环不同血管的开放关闭状态。

【注意事项】

1. 麻醉时避免扎穿血管和注射速度过快，注意观察家兔呼吸、角膜反射和肌张力。

2. 手术过程中要依解剖层次逐层深入,避免手术创伤过大影响实验结果。

3. 分离气管、血管手法要轻柔,避免损伤或影响插管。

4. 颈动脉、股动脉插管要仔细,切记远心端扎、近心端夹,插管后做双点固定。

【思考题】

1. 实验结果中的哪些指标用于表明失血性休克的动物模型复制成功?

2. 根据失血性休克的治疗原则及实验结果,分析不同抢救治疗方案对失血性休克的治疗效果及机制。

3. 根据实验结果分析失血性休克时,动物可能会发生何种酸碱平衡紊乱?为什么?

（曾翔俊）

实验十

家兔急性肺水肿

【实验目的】

1. 复制家兔急性肺水肿模型。
2. 观察急性肺水肿的临床表现并探讨其发生机制。

【实验原理】

肺水肿是由于各种原因导致肺内组织液的生成和回流平衡紊乱,组织液从肺毛细血管渗透至肺间质、肺泡及细小支气管内。本实验主要是通过静脉大量快速输注生理盐水并注射肾上腺素导致急性心源性肺泡性肺水肿。中毒剂量的肾上腺素使心率加快,左心室不能把快速注入的血液充分排出,左心室舒张期末压力递增,可引起左心房的压力增高,从而使肺静脉发生淤血,肺毛细血管流体静压随之升高,一旦超过血浆胶体渗透压,组织液生成增多,超过淋巴回流能力,从而形成肺水肿。

【实验动物】

家兔,体重 2.0~2.5kg,雌雄不限。

【药品与器材】

1% 普鲁卡因,生理盐水,0.45mg/kg 肾上腺素注射液。家兔固定台,听诊器,生物信号采集系统,呼吸描记装置,哺乳动物手术器械 1 套,Y 形气管插管,静脉插管+静脉输液装置,婴儿秤,电子天平,听诊器,剃毛器,10ml 注射器,2ml 注射器,纱布,粗棉线,细棉线,滤纸,烧杯等。

【实验步骤】

1. 术前准备

(1)家兔称重,仰卧位固定,颈部正中备皮;

(2)吸取 1% 普鲁卡因 8~10ml(4ml/kg),皮下注射于家兔颈部正中,局部麻醉 5~6cm,1~2min 待麻醉剂吸收后,开始颈部手术。

2. 颈部手术

在颈部沿气管正中向下做 6~8cm 纵行切口,钝性分离、暴露气管及一侧颈外静脉。钝性分离气管,其下穿两根粗棉线备用;颈外静脉呈 Y 形,位于颈部皮下胸骨乳突肌外缘,颜色呈暗紫色,游离静脉,在颈外静脉远心端及近心端各穿一根细棉线备用。

(1)气管插管:在气管软骨处做倒 "T" 形切口,将 "Y" 形气管插管向肺脏方向插入、固定。连接呼吸描记装置于一侧气管插管分支,通过生物信息采集系统进行呼吸描记;

(2)颈外静脉插管:结扎远心端细棉线,用眼科剪在颈外静脉 "Y" 形分支下方做 "V" 形切口,向近心端插入静脉插管,结扎,固定。打开输液装置,将输液速度调至5滴/min,以保持静脉通畅。

3. **模型复制**

（1）快速输入生理盐水:按输液量100~120ml/kg,输液速度180~200滴/min开始输液,液滴呈"点线"状。

（2）肾上腺素输入:当输入液体总量的2/3时,向输液瓶中加入0.1%肾上腺素一支(0.45ml/kg),继续输液。

（3）密切观察家兔呼吸改变、口唇黏膜颜色变化,气管内是否有泡沫样液体溢出、肺部听诊有无湿啰音等肺水肿典型临床表现。

4. **动物处死**　待肺水肿发生时,迅速夹闭气管,3%戊巴比妥钠(4ml/kg)耳缘静脉注射处死家兔。各小组向为本次实验贡献生命的动物默哀致敬。

5. **计算肺系数**　用粗棉线结扎气管,打开胸腔,结扎心脏及其血管,小心取出肺、气管及心脏,剥离心脏,将结扎气管后的肺组织置于电子天平上称重,计算家兔肺系数(正常值为4~5)。

$$肺系数=肺重量(g)÷体重(kg)$$

肉眼观察肺大体的改变,切开肺,观察切面有无泡沫样液体流出。

【实验项目】

实验结果记录在表10-1中。

表10-1　家兔肺水肿实验指标变化

实验指标	实验前	大剂量输液后	输入肾上腺素后
呼吸频率			
呼吸幅度			
口唇黏膜颜色			
心率			
呼吸音			
气管插管有无泡沫样液体			
肺大体改变			
肺切面改变			
肺系数			

【注意事项】

1. 忌用实验前已有明显肺部异常征象(啰音、喘息、气促等)的动物,否则影响结果的可靠性。
2. 颈外静脉壁薄,易损伤出血,手术时应仔细行钝性分离,忌用剪刀直接剪切。
3. 静脉插管及气管插管固定要牢固。
4. 输液前排空输液装置内气体,输液速度不要太快,以180~200滴/min为宜。
5. 对于第1次使用肾上腺素后肺水肿征象不明显者,可重复使用,两次输药间隔为10~15min,不宜过频。

6. 取肺时,勿损伤肺表面和挤压肺组织,防止水肿液流出,影响肺系数计算。

7. 家兔肺水肿时会出现呼吸浅快,心率增快,口唇黏膜青紫,肺部听诊可闻及湿啰音,气管插管处有粉红色泡沫液体溢出,严重时可导致家兔死亡。

【思考题】

1. 临床哪些因素可能会导致急性肺水肿的发生? 其发生机制是什么?

2. 本实验家兔肺水肿的发生机制主要有哪些?

3. 实验中输液速度对实验结果有何影响?

4. 实验中肾上腺素的作用是什么?

(李菲菲　卫晓慧)

实验十一

大鼠呼吸功能不全

【实验目的】

1. 学习复制两种不同类型的呼吸衰竭模型的方法。
2. 观察不同类型呼吸衰竭的血气变化。
3. 观察并分析不同浓度气体对呼吸运动的影响。

【实验原理】

1. 采用窒息的方式造成全肺的通气障碍,复制Ⅱ型呼吸衰竭模型。
2. 通过油酸注射的方式,引起肺泡-毛细血管膜损伤,复制Ⅰ型呼吸衰竭模型。
3. 通过吸入不同水平的低浓度氧气和高浓度二氧化碳,观察不同程度缺氧和二氧化碳潴留对呼吸功能的影响,分析化学感受器反射在呼吸调节中的作用。

【实验动物】

大鼠,体重 250~300g。

【药品与器材】

20%(g/ml)氨基甲酸乙酯(乌拉坦 urethane)溶液,1%(g/ml)普鲁卡因,1%(g/ml)肝素生理盐水,油酸,含 3% 和 6% O_2(v/v)气体,含 3% 和 6% CO_2(v/v)气体,生理盐水。大鼠固定台,1ml、2ml、5ml注射器各2只,气管插管,动脉插管,手术器械1套,血气分析仪,呼吸描记装置(阻抗仪),动物人工呼吸机。

【实验步骤】

1. 大鼠称重,腹腔注射 20% 氨基甲酸乙酯(5ml/kg),麻醉后仰卧固定于鼠台。
2. 颈部正中皮下注入 1% 普鲁卡因局部浸润麻醉,自颌下至胸骨上缘切口,钝性分离颈部肌肉、气管、右侧颈外静脉和左侧颈总动脉,做气管插管。
3. 结扎颈总动脉远心端,用动脉夹夹闭近心端,靠近动脉远心端用眼科剪剪一占 1/3~1/2 周径的斜口,插入已充满肝素生理盐水的动脉插管,结扎固定后打开动脉夹。待动物休息 15min 后测定各项指标。
4. 用注射器抽出动脉插管内的死腔液,然后用经肝素化处理的注射器取血,迅速套上带有软木塞的针头做血气分析。
5. 在动物胸部第 4 至第 6 肋间呼吸最明显处皮下分别插入 2 只发射(红)和 2 只接收(黑)电极(发射电极在胸部内侧,接收电极在外侧),连接阻抗仪描记呼吸(如无阻抗仪,可通过记录胸廓运动或膈肌运动的方法观察呼吸运动)。

6. 两种类型的呼吸衰竭及呼气运动的调节

(1) A 组:窒息引起的呼吸衰竭。

1) 夹闭气管插管,使动物处于完全窒息 25s,排净导管内的死腔液后立即取动脉血 0.4~0.5ml 做血气分析,同时观察记录呼吸运动的变化,整个窒息的时间不能超过 45s。

2) 待动物呼吸恢复正常后记录各指标,准备做 C 组实验。

(2) B 组:油酸引起的呼吸衰竭。

1) 颈外静脉缓慢注入油酸[(10~15)μl/100g][若为家兔,参考剂量为(0.3~0.6)ml/kg],注射后密切关注动物呼吸运动的变化,当呼吸变浅、快时取血 0.4~0.5ml 做血气分析,并记录呼吸运动的变化。

2) 通过人工呼吸机给动物吸 40% O_2,并进行呼气末正压通气,记录各指标。

(3) C 组:CO_2 与 O_2 对呼吸的调节作用。

1) A 组恢复后的动物,动物气管插管连接气袋,吸入含 6% O_2 的气体 2~5min,迅速记录呼吸运动的变化,然后恢复正常通气 30min。

2) 动物吸入含 3% O_2 的气体 2~5min,记录呼吸运动的变化后,恢复正常通气 30min。

3) 吸入含 3% CO_2 的气体 2~5min,迅速记录呼吸运动的变化。

4) 恢复正常通气 30min,再吸入含 6% CO_2 的气体 2~5min,记录呼吸运动的变化。

7. 肺病变观察　处死大鼠,开胸取出双肺,肉眼观察肺形态变化,称重,计算肺系数[肺系数=肺重(g)/体重(kg),正常大鼠肺系数为 4~8]。剪开肺组织,观察有无泡沫样液体流出。

【实验项目】

观察指标:呼吸频率和幅度,全血 pH、$PaCO_2$、PaO_2。

实验结果记录在表 11-1。

表 11-1　实验结果

分组	状态	血气			呼吸	
		pH	$PaCO_2$	PaO_2	频率	幅度
A 组	基础状态 窒息					
B 组	基础状态 注油酸后 治疗后					
C 组	常氧 6% O_2 3% O_2 常氧 3% CO_2 6% CO_2					

【注意事项】

取血切忌与空气接触,如针管内有小气泡要即时排除。

【思考题】

1. 窒息和油酸所引起的呼吸衰竭有什么不同？为什么？
2. 吸入不同浓度 CO_2 与 O_2 对呼吸的影响有什么不同？为什么？
3. I 型呼吸衰竭和 II 型呼吸衰竭时氧疗有何不同？为什么？

（王小川）

实验十二

家兔实验性气胸

【实验目的】

通过复制闭合性气胸、张力性气胸和开放性气胸模型,观察气胸对呼吸功能和血气指标的影响,掌握气胸所导致呼吸功能不全的表现、发生机制及后果;熟悉血气结果的分析;了解气胸所致循环功能和酸碱平衡调节异常的表现及特征。

【实验原理】

胸膜腔是由紧贴于肺表面的胸膜脏层和紧贴于胸廓内壁的胸膜壁层所形成的一个密闭的潜在腔隙,左右各一,互不相通,腔内仅有少量浆液,可减少呼吸时的摩擦。胸膜腔内没有气体,里面的压力始终低于大气压,称为胸内负压,有利于肺的扩张及静脉血与淋巴液回流。任何原因使胸膜(包括脏层和壁层胸膜)破损,导致空气进入胸膜腔使胸膜腔内积气的现象,称为气胸。

肺的外呼吸功能包括肺通气和肺换气。肺通气是肺与外界环境之间的气体交换过程,气体进入肺取决于推动气体流动的动力和阻止其流动的阻力的相互作用。呼吸肌的舒缩是肺通气的原动力,它引起胸廓的张缩,胸膜腔内负压及两层胸膜间浆液分子存在内聚力等特征,使肺随着胸廓的张缩而张缩,肺容积的这种变化又造成肺内压和大气压之间的压力差,此压力差直接推动气体进出肺。气胸时胸膜腔内压力升高,甚至由负压变成正压,使肺压缩。此时尽管呼吸运动仍在进行,肺却减小或失去了随胸廓运动而运动的能力,肺通气障碍,通气/血流比值异常,进而影响肺循环的气体交换过程,临床表现为呼吸及循环功能障碍和酸碱平衡失调,相关各种指标的改变及其程度因气胸严重程度和类型不同而异。气胸分为三类:闭合性气胸、张力性气胸和开放性气胸。本次实验通过胸膜腔穿刺注入不同体积的空气,诱导家兔发生实验性气胸,记录家兔的一般状态、呼吸、血压、心率、胸膜腔内压、血气指标的变化,观察气胸对家兔机体的影响。

【实验动物】

家兔。

【药品与器材】

20% 乌拉坦,1% 肝素生理盐水。生物机能数据采集系统,血气分析仪,压力换能器,呼吸换能器,水检压计,水封瓶,气管插管,动脉夹,动脉插管,家兔手术台,手术器械,穿刺针头(12~14号),1ml、2ml、50ml 注射器各 1 个,丝线,纱布,脱脂棉,固定绷带等。

【实验步骤】

1. 动物的麻醉和插管

（1）麻醉：家兔称重后由耳缘静脉缓慢注入 20% 乌拉坦（5ml/kg），密切观察兔子的麻醉状态，待其麻醉后仰卧固定于兔手术台上，剪去颈前部手术区域被毛。

（2）气管插管及动脉插管：沿甲状软骨下正中线处切开颈部皮肤，分离气管，在甲状软骨下方做倒 T 字形气管切口，插入 Y 字形气管插管，用丝线结扎固定，丝线应缠绕 Y 字形气管插管上部，防止家兔挣扎致使其滑落，并将插管的一侧开口连接生物信号采集与处理系统。描记呼吸曲线，并注意观察动物的一般状态、嘴唇颜色及呼吸运动情况。钝性分离左侧颈总动脉，注意迷走神经与颈动脉伴行，需要小心操作，单独游离出颈总动脉，穿入双线，结扎远心端线，动脉夹夹住近心端，暂时阻断局部动脉血流。准备好连接输液三通管并充满肝素生理盐水的动脉插管，在颈总动脉远心端部分剪 V 形开口，插入动脉插管后，用线结扎固定好插管，连接压力换能器，然后打开动脉夹，描记血压和记录心率。

（3）胸膜腔插管：将连接水检压计的穿刺针头，在右腋中线第 4 与第 5 肋间处，沿肋骨上缘进行胸膜腔穿刺。当针头进入胸膜腔时，可见水检压计显示负压并随呼吸运动而波动，停止进针并固定针头，记录胸膜腔内压。

2. 血气分析
用 2ml 注射器抽出动脉插管内的无效腔液，然后用 1ml 注射器取血 0.5ml，迅速套上带橡皮块的针头送检血气分析。

3. 模拟闭合性气胸及抢救
用注射器注入 30~50ml 空气到胸膜腔，当水检压计显示胸膜腔内压接近正压水平时，观察、记录各种指标变化。持续 10min 后，在穿刺针头处连接注射器，抽出胸膜腔内空气进行抢救，使胸膜腔内压转为负压。观察、记录各种指标。

4. 模拟张力性气胸及抢救
模拟完成闭合性气胸后，快速注入大量空气，直至水检压计显示胸膜腔内压在正压水平（20~30cmH₂O），持续 10min，观察、记录各项指标变化。在模拟张力性气胸过程中，当呼吸曲线接近直线或张力性气胸维持 10min 时，立即从动脉插管处取动脉血进行第二次血气分析，并同时进行抢救。可重复模拟张力性气胸，分别利用胸膜腔穿刺针连接三通管和水封瓶进行抢救，或直接用注射器抽出胸膜腔内的空气进行抢救，观察两种抢救后各项指标的变化。

5. 模拟开放性气胸及抢救
在肋间剪开右侧胸廓，直接观察纵隔的摆动，持续观察、记录各项指标变化 10min；然后用盐水纱布密盖胸廓伤口进行抢救，持续观察、记录各项指标变化 10min，随后处死家兔，结束实验。

【实验项目】

1. 实验性气胸家兔一般表现，包括动物的神志、口唇颜色、呼吸运动等。
2. 实验性气胸家兔呼吸曲线的变化，包括呼吸频率和呼吸幅度的变化。
3. 实验性气胸家兔胸膜腔内压的变化。
4. 实验性气胸家兔血气指标的变化，包括 pH、PaCO₂、PaO₂、SaO₂、BE 和 HCO₃⁻ 等。
5. 实验性气胸家兔动脉血压和心率的变化。

【注意事项】

1. 穿刺胸膜腔时针头应与胸壁垂直，顺肋骨上缘插入，以免损伤肋间动脉，注意不要插得太深或太浅(约 0.5cm)。进针时不可用力过猛,以免穿破胸膜脏层。

2. 注入和抽出空气时应注意观察水检压计的液面变化,以免水检压计内的液体溢出而影响实验的进行。

【思考题】

1. 胸膜腔穿刺成功的标志是什么?
2. 动物发生气胸后会出现哪些代偿活动?
3. 气胸的后果及发生机制是什么?
4. 哪种类型气胸的临床后果最严重?为什么?
5. 抢救气胸的方法有哪些?各有哪些优缺点?
6. 根据实验观察,判断在开放性气胸时,呼气或吸气时纵隔的摆动方向,分析决定纵隔摆动的力量。
7. 试分析血气指标变化的机制。

(谭红梅)

实验十三

家兔急性呼吸窘迫综合征

【实验目的】

1. 复制家兔急性呼吸窘迫综合征实验动物模型;
2. 观察急性呼吸窘迫综合征的临床表现;
3. 探讨急性呼吸窘迫综合征的发生机制。

【实验原理】

急性呼吸窘迫综合征(acute respiratory distress syndrome,ARDS)是由急性肺损伤(acute lung injury,ALI)(肺泡-毛细血管膜损伤)引起的一种急性呼吸衰竭。其临床特征包括进行性呼吸窘迫和顽固性低氧血症。其病理生理基础为弥漫性肺泡-毛细血管膜损伤及通透性增加,主要表现为肺水肿、透明膜形成和肺不张。本实验中,注入静脉的油酸导致肺泡I型或II型上皮细胞和内皮细胞受损,通透性增加,富含蛋白质的水肿液形成,肺泡中形成透明膜。肺泡巨噬细胞触发免疫反应,并产生趋化因子和炎症介质。肺泡巨噬细胞、上皮细胞和内皮细胞产生的趋化因子诱导黏附分子增加,有利于炎性细胞浸润。肺泡-毛细血管膜的损伤、炎症介质的作用和炎症细胞的浸润进一步导致肺水肿、肺不张,从而导致呼吸衰竭。

【实验动物】

家兔。

【药品与器材】

25% 乌拉坦溶液,油酸,生理盐水,0.4% 台盼蓝染液、瑞氏染色液。兔手术器械 1 套,兔手术台,20ml 和 1ml 注射器,铁架台,烧杯,弯针,张力换能器,生物信号采集与分析系统,婴儿秤,小天平,听诊器,光学显微镜,血细胞计数板,血细胞计数器,棉线,纱布,滤纸,玻片,试管,橡皮管,移液器等。

【实验步骤】

1. 称重、麻醉和固定 取 1.5~2.0kg 家兔一只,称重后从耳缘静脉缓慢推注 25% 乌拉坦溶液 4ml/kg 进行全身麻醉,然后将其仰卧固定于兔手术台。

2. 记录家兔正常呼吸曲线 在家兔胸腹部呼吸最明显处,用穿好棉线的弯针穿过皮肤,并与张力换能器相连,调整张力换能器方向与兔手术台平行,棉线的方向应尽量垂直于兔手术台,通过生物信号采集与分析系统记录家兔的正常呼吸曲线,棉线的松紧根据呼吸曲线进行调整,使其呼吸波形适宜。

3. **耳缘静脉给予油酸**　油酸组家兔通过耳缘静脉缓慢注入 0.2ml/kg 油酸（2min 注射完），生理盐水组家兔通过耳缘静脉缓慢注入 0.2ml/kg 生理盐水。在注药后 5min、15min、30min、60min 分别观察和记录家兔的呼吸情况。

4. **分离家兔的肺与气管**　于注药后 60min 采用耳缘静脉注入过量 25% 乌拉坦溶液处死家兔，在甲状软骨下缘 2~3cm 处行颈部正中切口，分离气管后夹闭并游离气管和食管，开胸，小心取出心脏和肺，细心剪去食管、心脏及肺门周围组织，观察肺外观，并称重计算肺系数，肺系数=肺重（g）/体重（kg）。

5. **支气管肺泡灌洗（bronchoalveolar lavage，BAL）**　将橡皮管插入气管后用线固定，然后用注射器将 15~20ml 生理盐水正压缓慢注入肺内，反复抽吸三次，回收灌洗液，灌洗液 1 500r/min 离心 5min，细胞沉淀用 1ml 生理盐水重悬。

6. **肺泡灌洗液的细胞计数**　分别用移液器吸取 0.4% 台盼蓝染液和肺泡灌洗液细胞重悬液，按 1∶1 比例混合，从血细胞计数板边缘缓缓滴入，使之充满计数板和盖片之间的空隙。稍候片刻，将计数板放在低倍镜下（10×10 倍）观察计数。

7. **肺泡灌洗液的细胞涂片与染色**　取 10μl 细胞重悬液涂片，采用瑞氏染色液染色后于光学显微镜下观察细胞的形态。

【实验项目】

1. **呼吸情况**　注药前，通过生物信号记录系统记录家兔的呼吸频率和幅度，并保存正常呼吸曲线；采用听诊器听取家兔的正常呼吸音。注药后 5min、15min、30min、60min，均需观察上述各项指标，并作记录（注意在实验软件中同步做好标记）。

2. **口唇黏膜的颜色**　分别于注药前和注药后 5min、15min、30min、60min 观察家兔口唇黏膜的颜色，记录家兔是否出现发绀。

3. **肺的大体观**　在取出家兔的肺后，观察和比较两组家兔肺的大小和外观，并称重计算肺系数，肺系数=肺重（g）/体重（kg）。

4. **肺泡灌洗液的细胞计数**　计算血细胞计数板的四角大方格（每个大方格又分 16 个小方格）内的细胞数。计数时，只计数完整的细胞，若聚成一团的细胞则按一个细胞进行计数。在一个大方格中，如果有细胞位于线上，一般计下线细胞不计上线细胞，计左线细胞不计右线细胞。两次重复计数误差不应超过 ±5%。镜下观察，凡折光性强而不着色者为活细胞，染上蓝色者为死细胞。每毫升细胞悬液细胞数=4 个大格细胞总数/4×10 000。

5. **肺泡灌洗液的细胞分类**　采用瑞氏染色液染色后于光学显微镜下观察细胞的形态，特别是细胞核的形态，辨别和计算不同种类的白细胞在肺泡灌洗液细胞中所占的比例。

【注意事项】

1. 油酸注射时，应在 2min 缓慢注完，并保证全部注入静脉内，溢出或注入皮下组织均会造成模型复制失败。

2. 切断气管前注意先夹闭，避免血液、组织液等进入气管影响实验结果。

3. 分离肺脏时勿损伤肺表面，以免肺内水肿液外流，影响肺系数的准确性和肺泡灌洗液的收集。

【思考题】

1. 本次实验制备的家兔急性呼吸窘迫综合征的实验动物模型是否成功？依据是什么？
2. 静脉注射油酸为什么会引起急性呼吸窘迫综合征？
3. 急性呼吸窘迫综合征的发生机制是什么？
4. 急性呼吸窘迫综合征的治疗措施有哪些？

（王　念　张华莉）

实验十四

家兔急性右心衰竭

【实验目的】

了解家兔实验性急性右心衰竭模型的复制方法;观察急性右心衰竭时血流动力学的主要变化,并观察急性右心衰竭的病理生理过程;初步探讨急性右心衰竭的病因和发病机制,加深对心力衰竭发生机制及病理生理变化的理解。

【实验原理】

心力衰竭指在各种致病因素的作用下,心脏的收缩和(或)舒张功能发生障碍,使心输出量绝对或相对下降,以致不能满足机体代谢需要的病理生理过程。导致心力衰竭的基本病因为原发性心肌舒缩功能障碍和/或心脏负荷(包括前负荷和后负荷)过度。前负荷指心脏舒张时所承受的容量负荷,后负荷指心脏收缩时所承受的压力负荷。

本实验通过急性肺小血管栓塞,造成右心压力负荷(后负荷)增加,通过大量输液引起右心容量负荷(前负荷)增加;当右心室前后负荷的快速增加超过右心室的代偿能力时,则可导致急性右心衰竭。

【实验动物】

家兔,2~3kg,雌雄不限。

【药品与器材】

20% 氨基甲酸乙酯溶液,液体石蜡,0.3% 肝素生理盐水(体内抗凝),0.03% 肝素生理盐水(体外及插管抗凝),0.9% 生理盐水。兔手术台,生物信号采集系统,张力换能器,压力换能器,中心静脉压测压装置,哺乳动物手术器械 1 套,输液装置,颈总动脉插管,静脉插管,动脉夹,气管套管,听诊器,注射器(1ml、2ml、5ml、20ml),恒温水浴,婴儿秤。

【实验步骤】

1. 取家兔 1 只,称重后,用 20% 氨基甲酸乙酯 5ml/kg 自耳缘静脉缓慢注入。麻醉后仰卧位固定于兔手术台上。颈部剪毛备用。

2. 颈部手术

(1)在甲状软骨下缘沿颈正中线纵向切开皮肤约 5~7cm,钝性分离颈部筋膜和肌肉,分离右侧颈外静脉、左侧颈总动脉和气管,穿线备用。自耳缘静脉注入 0.3% 肝素生理盐水 1ml/kg,全身肝素化。

(2)气管插管:插管侧管连接张力换能器,记录呼吸。

（3）左侧颈外静脉插管:建立输液通道以及测量中心静脉压。将事先充满抗凝液的静脉插管向心方向小心插入颈外静脉,深6~8cm,接近右心房入口,并结扎固定。通过三通管一端连接到中心静脉压测压装置,记录中心静脉压,另一端连接输液装置。

（4）左侧颈总动脉插管:用来测量动脉血压。将事先充满抗凝液的动脉插管向心方向插入颈总动脉,通过三通管一端连接到压力换能器,记录动脉血压。

3. 观察并记录动物的心率、血压、呼吸、中心静脉压变化,听诊心音强度以及胸背部有无水泡音,做肝-中心静脉压反流试验(用手轻推压右肋弓下3s,记录中心静脉压上升的数值)。

4. 复制急性右心衰竭模型

（1）观察记录正常血压、中心静脉压和呼吸运动的变化。

（2）自耳缘静脉缓慢注射(0.1ml/min)恒温水浴中加热至38℃的液体石蜡0.5~1.0ml(不超过0.5ml/kg),同时观察上述指标的变化。如有血压下降和/或中心静脉压升高,即停止注射。待血压和中心静脉压又恢复到对照水平时,再缓慢注入少量液体石蜡,直至血压下降10~20mmHg和/或中心静脉压有轻度升高为止。

（3）待呼吸、血压平稳后,以5~8ml/(kg·min)的速度(相当于每千克体重70~120滴/min)快速输入生理盐水。输液过程中,每注入100ml液体,测定和记录各项指标一次,直至动物死亡。

5. 尸检　动物死亡后,挤压胸壁,观察气管内有无泡沫状分泌物溢出,并注意其颜色。剖开胸、腹腔,进行观察。

（1）腹腔:观察有无腹腔积液、肝脏有无淤血肿大,以及肠系膜血管有无淤血、肠壁是否水肿等。

（2）胸腔:观察有无胸腔积液,肺脏的外形、颜色以及有无淤血等,观察心脏各腔室体积有无变化。

（3）剪破腔静脉,让血液流出,此时注意观察肝脏和心脏体积的变化。

【实验项目】

实验结果记录在表14-1中。

表14-1　急性心力衰竭前后循环指标的变化

观察指标	实验前	注射石蜡总量/ml	注射生理盐水			
			50ml	100ml	200ml	300ml
呼吸/(次/min)						
心率/(次/min)						
血压/mmHg						
中心静脉压/cmH$_2$O						
肝-中心静脉压反流试验						

尸检所见:

【注意事项】

1. 颈外静脉插管须小心谨慎,当有阻力时不能强行插入,可将插管稍微后退,略微旋转后再插入,切勿刺破血管。插好后可见中心静脉压测压装置中的液面随呼吸明显波动。

2. 本实验的关键是注射栓塞剂(液体石蜡)。注入过少,则因肺小血管栓塞范围小,不能有效提高后负荷,而需大量输液增加前负荷,致使实验费时、费液体。注入过多、过快,则会造成大范围的肺小动脉栓塞,动物因心源性休克很快死亡,不能全面进行实验项目的观察。所以,一定要缓慢注入液体石蜡,并在注入过程中仔细观察血压和中心静脉压的变化。

3. 若输液量超过 200ml/kg,而各项指标变化仍不显著时,可再补充液体石蜡。

4. 尸检时注意不要损伤胸腹腔的血管。

【思考题】

1. 本实验急性心力衰竭的发生机制是什么?

2. 本实验有无肺水肿的发生? 如果有,其发生机制是什么?

3. 本实验可能存在哪些缺氧类型?

（梁秀彬）

实验十五

氨在肝性脑病发病中的作用

【实验目的】

学习制备急性肝功能不全动物模型,观察氨中毒在肝性脑病发病中的作用。

【实验原理】

肝性脑病是继发于严重肝脏疾病的神经精神综合征。其发病机制至今尚未完全阐明,目前多数学者主张,肝性脑病的发生主要是由于多种从肠道吸收的蛋白质的代谢终末产物(如氨、胺类、γ-氨基丁酸等)不能被肝脏生物转化或经门-体侧支循环绕过肝脏解毒而进入体循环增多,进而透过血脑屏障进入脑组织引起脑的功能和代谢障碍。其中氨中毒在肝性脑病的发病中尤为重要。正常情况下,血氨的来源与清除保持动态平衡,而氨在肝中合成尿素是维持此平衡的关键。病理情况下,当肝功能严重受损时,肝内尿素合成发生障碍;或慢性肝硬化等疾病发生时,肠道内氨的生成、吸收及经门-体侧支循环入血增多,均可导致血氨升高。增高的血氨透过血脑屏障进入脑组织,从而引起脑的功能代谢障碍。

本实验采用结扎家兔大部分肝脏血管的方法,复制急性肝功能不全动物模型。在此基础上,经十二指肠插管灌注复方氯化铵溶液,观察灌注前后肌张力的变化及家兔的表现(是否有痉挛发作),从而论证血氨升高在肝性脑病发病中的作用,并加深对氨中毒学说的了解。

【实验动物】

成年家兔。

【药品与器材】

25% 氨基甲酸乙酯溶液,0.3% 肝素溶液,复方氯化铵溶液(含 2.5%NH_4Cl 和 1.5% $NaHCO_3$),生理盐水,血氨定性测定所需药品(饱和碳酸钾溶液、0.5mol/L 硫酸、钠氏试剂),血清尿素氮测定所需药品(蒸馏水、尿素标准应用液Ⅱ、二乙酰-肟-氨硫脲液、二酸混合液等)。兔手术台,哺乳动物手术器械,动脉插管(附三通开关),微量扩散瓶,十二指肠插管用细塑料管(管的一端与7~8 号注射针头相连),动脉夹,注射器(5ml、20ml),细线,肝结扎用棉绳等。

【实验步骤】

动物随机分为模型组和对照组,对照组动物除了不结扎肝脏大部分血管外,其余操作同模型组。

1. 动物称重,25% 氨基甲酸乙酯溶液 4ml/kg 耳缘静脉注射麻醉,固定于兔台。

2. 心脏或颈总动脉采血 5ml,其中 2ml 血液用于血氨定性测定;3ml 血液置于离心管中,静置 10min 后离心（2 500r/min,10min）,取血清测尿素氮含量。

（1）心脏采血方法：家兔仰卧固定后,于第三肋间隙距胸骨左缘约 3mm 处,用示指触及心跳最明显点,将注射针头垂直皮肤表面刺入心脏,抽血 5ml。

（2）颈总动脉采血方法：家兔仰卧固定后,颈部剪毛,沿颈正中线切开皮肤 5~6cm,用止血钳钝性分离颈部软组织及肌肉,暴露气管,在气管两侧深处可见到与其平行的左、右颈总动脉。分离一侧颈总动脉 2~3cm,在其下穿两根细线备用。用一根细线结扎血管的远心端,然后用动脉夹夹住血管的近心端（结扎与夹闭部位之间的动脉距离尽可能长一些）,再于结扎与夹闭之间靠近远心端结扎处的动脉壁上剪一斜口,向近心端插入动脉插管（已充满 0.3% 肝素）,用另一根备用细线结扎固定。慢慢开放动脉夹（如有出血,将线再扎得紧些）,放掉动脉插管中的抗凝液后,取 5ml 血液。取血后,立即向动脉插管中再推入肝素溶液,使其充满动脉插管,然后夹闭动脉夹。

3. 急性肝功能不全动物模型制备　腹部剪毛,自剑突下沿腹部正中线切开皮肤,切口长 8~10cm,沿腹白线剪开腹壁肌层及腹膜,暴露肝脏。术者左手示指和中指在镰状韧带两侧将肝脏往下压,右手持剪刀剪断肝与横膈之间的镰状韧带。辨明肝脏各叶（图 15-1）,用棉绳沿肝左外叶、左中叶、右中叶和方形叶的根部围绕一周并结扎,以阻断大部分肝血流（由于供应右外叶及尾状叶的门脉血管为独立分支,不会同时被结扎）,造成家兔急性肝功能不全（对照组不结扎）。

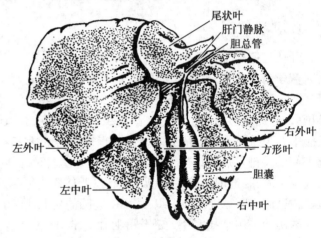

图 15-1　兔的肝脏示意图（背面观）

4. 十二指肠插管　沿胃幽门向下找出十二指肠,用眼科剪在血管少的肠壁上做一小切口,将一细塑料插管（末端与 7~8 号注射针头相连）向十二指肠远端方向插入肠腔约 5cm。结扎固定后,把肠管送回腹腔内,插管的另一端留于腹壁外,用皮钳对合夹住腹壁切口,关闭腹腔。观察和记录家兔呼吸、四肢肌张力和对刺激（敲打兔台或用针刺激）的反应。

5. 用注射器向十二指肠插管内灌注复方氯化铵溶液,每隔 5min 灌 1 次,每次灌 10ml,仔细观察家兔呼吸、肌张力变化,直至痉挛发作为止。立即再次心脏或颈总动脉采血 5ml,方法同上,其中 2ml 血液用于血氨定性测定,3ml 血液用于血清尿素氮测定。记录所用复方氯化铵溶液剂量及肝性脑病发作的时间。

【实验项目】

1. 血氨定性测定　吸取饱和碳酸钾溶液 1.5ml 注入微量扩散瓶内,然后用 3min 将 2ml 血液注入微量扩散瓶中,立即用该瓶塞上的玻璃棒蘸 0.5mol/L 硫酸一滴（不宜过多,以免下滴）,迅速盖上瓶塞,注意玻璃棒不能与瓶内液体及瓶体接触。轻轻混匀瓶内液体 20min。扩散完毕,取出玻璃棒与玻片上的钠氏试剂混合,观察是否有棕黄色沉淀出现,并根据形成沉淀的量初步判定血氨的量（半定量）。

2. 血清尿素氮测定

（1）原理：血液中的尿素在强酸条件下与二乙酰-肟-氨硫脲液煮沸，生成红色复合物（二嗪衍生物）。

（2）操作：分离血清后，取 4 支玻璃试管，做好标记，按照表 15-1 步骤加样操作。

表 15-1　尿素氮测定操作步骤　　　　　　　　　　　　　　　　　单位：ml

加入物	测定管 A	测量管 B	标准管 S	空白管 C
血清	0.02	0.02	—	—
蒸馏水	0.38	0.38	0	0.4
标准应用液Ⅱ	—	—	0.4	—
DAM-TSC 液	0.5	0.5	0.5	0.5
二酸混合液	4.0	4.0	4.0	4.0

注：管A为灌注复方氯化铵溶液之前血清，管B为灌注复方氯化铵溶液之后血清。

混合后，置沸水中煮沸 10min，流水冷却 3min，520nm 波长比色，以空白管调零。

$$血清尿素氮（mg/dl）=\frac{测定管光密度值（OD）}{标准管光密度值（ODs）}×0.002×100÷0.02$$

3. 复方氯化铵溶液剂量　记录家兔出现肝性脑病时所灌注的复方氯化铵溶液剂量，并计算出家兔每千克体重的用量。

4. 肝性脑病发病时间　记录从灌注复方氯化铵溶液开始到家兔开始出现肝性脑病为止所用的时间。

【注意事项】

1. 心脏取血时注射器要干燥，以防止溶血；采血时动作要迅速，以缩短针头在心脏内的留针时间和防止血液凝固；针头在胸腔内不要左右摆动，以防止伤及组织。

2. 颈总动脉采血时要注意，取血前要先将动脉插管中的抗凝液放掉，取血后立即向动脉插管中再推入肝素溶液，使其充满。

3. 肝脏质地脆弱，易破裂出血。游离肝脏时，动作要轻柔，以免肝叶破裂出血；结扎肝叶时，一定要检查棉绳确实绕在肝叶根部，避免用棉线勒破肝叶，导致大出血。

4. 灌注复方氯化铵溶液时勿使其逆向流入胃及注入腹腔。

5. 取血后应尽快进行血氨定性测定及血清尿素氮含量测定，以防血液样本长时间放置影响测定结果。

【思考题】

1. 结合实验结果，简述肝性脑病发病机制中氨中毒学说的基本观点。
2. 结合复方氯化铵溶液的成分，简述肝性脑病的诱因。

【附录】

血清尿素氮测定所需试剂的配制：

1. 复方氯化铵溶液　氯化铵 25g，碳酸氢钠 15g，溶于 5% 葡萄糖溶液 1 000ml 中。

2. 二乙酰-肟-氨硫脲液（DAM-TSC 液）　称取二乙酰-肟 600mg,氨硫脲 30mg,蒸馏水溶解并加水至 100ml。

3. 二酸混合液　浓磷酸(85%~87%)35ml,浓硫酸 80ml,慢慢滴加于 800ml 水中,冷却后加水至 1 000ml。

4. 尿素氮标准贮存液（含氮量 1mg/ml）　称取分析纯尿素 2.143g,加 0.01mol/L 硫酸溶解,并加水至 1 000ml。

5. 尿素氮标准应用液I（含氮量 0.025mg/ml）　吸取尿素氮标准贮存液 2.5ml,加 0.01mol/L 硫酸至 100ml。

6. 尿素氮标准应用液II（含氮量 0.005mg/ml）　吸取尿素氮标准应用液I 20ml,加 0.01mol/L 硫酸至 100ml。

（贾玉红　李骢）

实验十六
大鼠急性中毒性肝损伤

【实验目的】

复制急性中毒性肝损伤的动物模型;观察急性肝损伤时的肝功能变化和肝脏形态学改变。

【实验原理】

四氯化碳对肝脏具有毒性作用,可造成肝细胞变性、坏死。四氯化碳的毒性作用与其在肝细胞内酶的作用下生成的活性代谢产物三氯甲基自由基和氯自由基有关。这些自由基能与脂质、蛋白质等发生反应,引起膜脂质过氧化、蛋白质功能变化等,进而导致肝细胞膜结构和功能完整性的破坏、肝细胞能量代谢障碍等一系列肝损伤。肝损伤时,肝细胞内转氨酶释出,引起血清转氨酶明显升高;肝脏胆汁分泌和排泄功能障碍,引起高胆红素血症;肝脏蛋白质合成功能障碍,可出现低白蛋白血症。本实验通过给大鼠腹腔注射四氯化碳复制急性中毒性肝损伤模型,通过观察大鼠的一般状态和检测血清丙氨酸氨基转移酶(ALT)、血清总胆红素以及血清白蛋白的变化可了解中毒性肝损伤的表现和肝功能变化。

【实验动物】

成年 SD 大鼠。

【药品与器材】

25% 四氯化碳溶液,生理盐水,25% 氨基甲酸乙酯,4% 多聚甲醛溶液,血清 ALT 测定所需药品(ALT 底物缓冲液,1.0mmol/L 2,4-二硝基苯肼溶液,0.4mol/L 氢氧化钠溶液,2mmol/L 丙酮酸标准液),血清胆红素测定所需药品(171μmol/L 总胆红素标准液,咖啡因-苯甲酸钠试剂,5g/L 对氨基苯磺酸溶液,重氮试剂,碱性酒石酸溶液),血清白蛋白测定所需药品(BCG 试剂,白蛋白标准液)。分光光度计,恒温水浴箱,离心机,微量加样器,注射器,试管,组织剪,镊子、血管钳各 1 把。

【实验步骤】

1. 取体重相近的大鼠,分为模型组和对照组,观察大鼠的一般状态(精神状态、呼吸、活动量及反应性等)。

2. 模型组大鼠于实验前 24h 经腹腔注射 25% 四氯化碳溶液 5ml/kg,对照组大鼠同时经腹腔注射等容量生理盐水,余下操作相同。大鼠禁食、不禁水过夜。

3. 实验当天,对比观察两组大鼠的一般状态。

4. 大鼠称重,25% 氨基甲酸乙酯 4ml/kg 腹腔注射麻醉。用内径约 1mm 的毛细玻璃管进行内眦动脉采血 1~2ml,静置 10min 后离心(2 500r/min,10min),取血清,测定血清 ALT、血清总胆红素以及血清白蛋白。

5. 示教肝组织形态学观察　处死动物,取部分肝右叶,用 4% 多聚甲醛固定。常规包埋切片,HE 染色,显微镜下观察组织病理改变。

【实验项目】

1. 一般状态观察,包括精神状态、呼吸、活动量及反应性等。

2. 血清 ALT 测定:采用赖氏法。

(1)原理:ALT 在 37℃ 及 pH 7.4 条件下,催化丙氨酸与 α-酮戊二酸之间的氨基转移反应,生成丙酮酸及谷氨酸。丙酮酸与 2,4-二硝基苯肼反应生成丙酮酸苯腙。苯腙在碱性条件下呈红棕色,色泽的深浅与丙酮酸浓度即 ALT 活力成正比。

(2)操作:将分离的血清适当稀释后按表 16-1 进行操作。

表 16-1　血清 ALT 测定操作步骤　　　　　　　　　　　　　　　　　　　　单位:ml

试剂	测定管	测定对照管
血清	0.1	0.1
ALT 底物缓冲液(37℃预温 5min)	0.5	—
混匀后,在 37℃水浴箱内孵育 30min		
1.0mmol/L 2,4-二硝基苯肼溶液	0.5	0.5
ALT 底物缓冲液(37℃预温 5min)	—	0.5
混匀后,在 37℃水浴箱内孵育 20min		
0.4mol/L NaOH	5	5

混匀,室温放置 5min,分光光度计 505nm 波长下,以蒸馏水调零,测各管吸光度值。用测定管吸光度减去测定对照管吸光度的差值,查标准曲线(曲线制备见附录),求得相应的 ALT 活力单位。

3. 血清总胆红素测定　采用改良 J-G 法。

(1)原理:总胆红素包括直接反应胆红素和间接反应胆红素。在与重氮试剂接触时,直接胆红素能直接而迅速地与其反应;而间接胆红素需要在加速剂存在时才能与重氮试剂发生迅速的反应。在同样反应条件下,在没有加速剂存在时测得的是直接胆红素,在有加速剂存在时,测得的是总胆红素。胆红素与重氮试剂反应生成红色偶氮胆红素。加入碱性酒石酸溶液,使红色偶氮胆红素(530nm)转变成蓝绿色偶氮胆红素(600nm),可进行比色测定。

(2)操作:按表 16-2 依次加入各种试剂,注意每加一种试剂后立即混匀。

表 16-2　总胆红素测定操作步骤　　　　　　　　　　　　　　　　　　　　单位:ml

试剂	测定管	测定对照管	标准管	标准对照管
血清	0.2	0.2	—	—
总胆红素标准液	—	—	0.2	0.2
咖啡因-苯甲酸钠试剂	1.6	1.6	1.6	1.6
5g/L 对氨基苯磺酸溶液	—	0.4	—	0.4

续表

试剂	测定管	测定对照管	标准管	标准对照管
重氮试剂	0.4	—	0.4	—
室温放置 10min				
碱性酒石酸溶液	1.2	1.2	1.2	1.2

混匀,分光光度计波长 598nm,蒸馏水调零,读取各管吸光度。按下面公式计算总胆红素。

$$血清总胆红素浓度 = \frac{测定管吸光度 - 测定对照管吸光度}{标准管吸光度 - 标准对照管吸光度} \times 总胆红素标准液浓度$$

4. 血清白蛋白测定　采用溴甲酚绿法。

(1)原理:在 pH 4.2 的缓冲液中,白蛋白分子带正电荷,与带负电荷的溴甲酚绿(BCG)生成蓝绿色复合物,在波长 628nm 处有吸收峰。复合物的吸光度与白蛋白浓度成正比,与同样处理的白蛋白标准液比较,可求得血清中白蛋白的浓度。

(2)操作:按表 16-3 向各管加入相应试剂,注意 BCG 试剂为逐管加入,即待前一管试剂反应定量时间并测定吸光度后,再向下一管加入 BCG 试剂。

表 16-3　血清白蛋白测定操作步骤　　　　　　　　单位:ml

试剂	空白管	标准管	测定管
待测血清	—	—	0.02
白蛋白标准液	—	0.02	—
蒸馏水	0.02	—	—
BCG 试剂	5.0	5.0	5.0

分光光度计波长 628nm,用空白管调零,然后逐管定量地加入 BCG 试剂,并立即混匀。每份血清标本或标准液与 BCG 试剂混合后(30±3)s,读取吸光度。

$$血清白蛋白(g/L) = \frac{测定管吸光度}{标准管吸光度} \times 白蛋白标准液的浓度(g/L)$$

5. 肝组织切片示教　于显微镜下观察肝小叶结构、肝细胞排列和形态、细胞核的形态、细胞质的量、胞质内脂滴状况等,判断有无肝细胞坏死及肝细胞脂肪变性等病变。

【注意事项】

1. 四氯化碳剂量不宜过大,否则易造成动物中毒死亡。

2. 四氯化碳一般需用植物油(如花生油、豆油)稀释成所需浓度,也可用矿物油(如液体石蜡)。

3. 采血时试管一定要清洁干燥,以免溶血。

4. 当血清标本 ALT 活力超过 150 卡门单位时,应将血清用生理盐水稀释 5 倍或 10 倍后再进行测定,结果乘以稀释倍数。

【思考题】

1. 试述急性肝功能不全时的病理生理改变。

2. 结合本实验结果,分析肝细胞受损后血生化指标变化的机制,以及黄疸发生的机制。

【附录】

1. 血清 ALT 测定所需试剂及其配制

（1）0.1mol/L 磷酸氢二钠溶液:称取磷酸氢二钠二水（$Na_2HPO_4 \cdot 2H_2O$）17.8g,溶于蒸馏水中,并稀释至 1 000ml,4℃保存。

（2）0.1mol/L 磷酸二氢钾溶液:称取磷酸二氢钾（KH_2PO_4）13.6g,溶于蒸馏水中,并稀释至 1 000ml,4℃保存。

（3）0.1mol/L 磷酸盐缓冲液（pH 7.4）:将 0.1mol/L 磷酸氢二钠溶液 420ml 和 0.1mol/L 磷酸二氢钾溶液 80ml 混匀,即为 pH 7.4 的磷酸盐缓冲液。加氯仿数滴,置冰箱内保存。

（4）ALT 底物缓冲液（DL-丙氨酸 200mmol/L,α-酮戊二酸 2mmol/L）:精确称取 1.79g DL-丙氨酸和 29.2mg α-酮戊二酸,先溶于 50ml 0.1mol/L 磷酸盐缓冲液（pH 7.4）中,用 1mol/L 氢氧化钠溶液（约 0.5ml）调节到 pH 7.4,再加 0.1mol/L 磷酸盐缓冲液至 100ml,置冰箱内保存,可稳定保存 2 周。

（5）1.0mmol/L 2,4-二硝基苯肼溶液:称取 19.8mg 2,4-二硝基苯肼,溶于 10ml 10mol/L 盐酸中,待完全溶解后,加蒸馏水至 100ml,置棕色玻璃瓶,室温保存。

（6）2mmol/L 丙酮酸标准液:准确称取 22.0mg 丙酮酸钠,置于 100ml 容量瓶中,加 0.05mol/L 硫酸至刻度。此液不稳定,用时现配。

（7）0.4mol/L 氢氧化钠溶液:将 16g 氢氧化钠溶于水中,并加水至 1 000ml,置塑料瓶中,室温保存。

2. 血清 ALT 测定标准曲线制备　按表 16-4 向各管加入相应试剂。

表 16-4　血清 ALT 测定标准曲线制备　　　　　　　　　　单位:ml

试剂	0 号	1 号	2 号	3 号	4 号
0.1mol/L 磷酸盐缓冲液	0.10	0.10	0.10	0.10	0.10
2mmol/L 丙酮酸标准液	0	0.05	0.10	0.15	0.20
ALT 底物缓冲液	0.50	0.45	0.40	0.35	0.30
1.0mmol/L 2,4-二硝基苯肼溶液	0.50	0.50	0.50	0.50	0.50
相当于酶活力（卡门单位）	0	28	57	97	150
混匀后,37℃水浴 20min					
0.4mol/L NaOH	5.0	5.0	5.0	5.0	5.0

室温放置 5min,分光光度计 505nm 波长下,以蒸馏水调零,测各管吸光度值。各管吸光度值均减去 0 号管吸光度值,所得差值为纵坐标,相应的卡门单位为横坐标作图。

3. 血清总胆红素测定所需试剂及其配制

（1）咖啡因-苯甲酸钠试剂:56g 无水醋酸钠、56g 苯甲酸钠和 1g EDTA-2Na 溶于约 700ml 水中。加 37.5g 咖啡因,搅拌直至完全溶解,再加水至 1L。溶液可有轻微混浊,用滤纸过滤,室温中保存。

（2）碱性酒石酸溶液:75g 氢氧化钠和 320g 酒石酸钾钠（$NaKC_4H_4O_6 \cdot 4H_2O$）溶于约 700ml

蒸馏水中,再加水至 1L。如果混浊,可过滤,室温中保存。

（3）5g/L 亚硝酸钠溶液:0.5g 亚硝酸钠溶于约 70ml 蒸馏水中,再加蒸馏水至 100ml。每 2 周配 1 次,4℃贮存。

（4）5g/L 对氨基苯磺酸溶液:5g 对氨基苯磺酸溶于约 700ml 蒸馏水中,加 15ml 浓盐酸,待溶解后再加蒸馏水至 100ml。室温贮存。

（5）重氮试剂:用前配制。将 0.5ml 5g/L 亚硝酸钠溶液和 20ml 5g/L 对氨基苯磺酸溶液混合。

（6）171μmol/L 总胆红素标准液:购自市售,也可参照下面任意一种方法配制。

1）171μmol/L 胆红素蛋白胨标准液配制:胆红素 10.0mg,加二甲亚砜 1ml,0.1mol/L 碳酸钠 6ml,溶解后加 80g/L 蛋白胨溶液(含 20ml/L 吐温-20)至 100ml。储于棕色瓶中,4℃贮存。

2）171μmol/L 胆红素血清标准液配制(经典法):收集不溶血、无黄疸、清晰血清作为混合血清稀释剂。称取胆红素（MW584.68）10.0mg,加二甲亚砜 2ml 溶解。加入上述混合血清稀释剂,边加边混匀,至 100ml。避光,冰箱可保存数天。(混合血清稀释剂应符合下列要求:混合血清 1.0ml,加生理盐水 24ml,混匀。分光光度计,比色杯光径 10mm,用生理盐水调零,在波长 414nm 处的吸光度应小于 0.100,在 460nm 处的吸光度应小于 0.040。)

4. 血清白蛋白测定所需试剂及其配制

（1）BCG 试剂:向约 950ml 蒸馏水中加入 0.105g BCG(或 0.108g BCG 钠盐),8.85g 琥珀酸,0.100g 叠氮钠,和 4ml Brij-35(聚氧化乙烯月桂醚,300g/L)。待完全溶解后,用 6mol/L 氢氧化钠溶液调节至 pH 4.15~4.25,然后用蒸馏水加至 1L。贮存于聚乙烯塑料瓶中,密塞,室温保存。BCG 试剂配成后,分光光度计波长 628nm,蒸馏水调零,测定 BCG 试剂的吸光度,应在 0.150A 左右。

（2）40g/L 白蛋白标准液(购自市售),也可用定值参考血清作白蛋白标准,均需置冰箱保存。

（贾玉红　李　骢）

实验十七

家兔急性中毒性肾功能不全

【实验目的】

1. 学习复制急性中毒性肾功能不全动物模型的方法。
2. 观察急性肾功能不全时动物血气、酸碱、血尿素氮、血清钾及尿的变化。
3. 观察肾脏形态学改变,并分析其发生机制。

【实验原理】

采用肾毒物重金属盐 $HgCl_2$ 溶液造成家兔急性肾小管坏死,复制急性肾功能不全的动物模型,通过观察动物的血气、酸碱、血尿素氮、血清钾及尿的变化,学习急性肾功能不全时内环境的变化,并进行形态学观察。

【实验动物】

家兔,体重 1.5~2.5kg。

【药品与器材】

1%(w/v) $HgCl_2$ 溶液,3%(w/v)戊巴比妥钠溶液或20%(w/v)氨基甲酸乙酯(乌拉坦)溶液,1%(w/v)普鲁卡因溶液,生理盐水,1%(w/v)肝素生理盐水溶液。兔台,手术器械,1ml、5ml 注射器,试管,滴管,漏斗,吸管,试管夹,酒精灯,试管架,颈动脉插管,血气分析仪,生化分析仪,离心机,光电比色计,恒温水浴锅。

【实验步骤】

1. 取家兔两只,一只为正常对照,一只为中毒实验兔。于实验前 24h 称重后,实验兔皮下或肌内注射 1% $HgCl_2$(1.5~1.7ml/kg,一次注射),建立急性中毒性肾功能不全模型,对照兔则在相同部位注射同量的生理盐水,作为对照。将两只兔笼均置于大漏斗上,收集尿液,测量 24h 尿量。

2. 实验开始,家兔称重后,20% 氨基甲酸乙酯溶液 2.5~5.0ml/kg 或 3% 戊巴比妥钠 30mg/kg 耳缘静脉注入麻醉,麻醉后使其仰卧固定于兔台。下腹部剪毛,在耻骨联合上方 1.5cm 处做长约 4cm 的正中切口,分离皮下组织,沿腹白线切开腹膜,暴露膀胱,穿刺取出全部尿液,供尿蛋白定性和尿液镜检。

3. 颈部正中切口,用止血钳钝性分离软组织和颈部肌肉,分离一侧颈总动脉,把充满肝素生理盐水溶液的颈动脉插管插入左侧颈总动脉内,结扎固定。

4. 抽取 0.5ml 动脉血做血气分析,另取 3ml 动脉血(滴入肝素数滴后)离心(1 500r/min,

5~10min），取血清供尿素氮测定用。

5. 尿常规检查

（1）将尿液 1 500r/min 离心 5~10min。

（2）显微镜检查：取尿沉渣，涂在玻片上，观察有无异常成分（细胞和管型）。

（3）尿蛋白定性检查：取大试管盛尿液，倾斜试管于酒精灯上，将试管中的尿加热至沸腾，观察有无混浊，加数滴醋酸，再加热至沸腾，混浊不退为蛋白阳性，按其混浊程度以"-、+、++、+++、++++"表示之："-"表示尿液清晰无混浊；"+"表示尿液出现轻度白色混浊（含蛋白质 0.1~0.4g/L）；"++"表示尿液稀薄乳样混浊（含蛋白质 0.5~1.9g/L）；"+++"表示尿液乳浊或有少量絮片存在（含蛋白 2.0~5.0g/L）；"++++"表示尿液出现絮状混浊（含蛋白质 >5.0g/L）。如加醋酸后混浊消失，是因加醋酸可除去磷酸盐或碳酸盐所形成的白色混浊。

6. 血清尿素氮的测定

（1）操作：取三只试管分别标号后按表 17-1 操作。

表 17-1　血清尿素氮的测定　　　　　　　　　　单位：ml

试剂	1（空白管）	2（标准管）	3（样品管）
尿素氮试剂	5.0	5.0	5.0
二乙酰单肟试剂	0.5	0.5	0.5
蒸馏水	0.1	—	—
尿素氮标准液	—	0.1	—
1：5 稀释的血清	—	—	0.1

将上述各管充分摇匀，置沸水浴中加热 15min，用自来水冷却 3min，在 540nm 波长下比色，记录标准管的光密度读数（D标）及样品管的光密度读数（D样）。

（2）计算：每 100ml 血清中尿素氮的含量（mg）=$\dfrac{D样}{D标} \times 0.002 \times \dfrac{5 \times 100}{0.1} = \dfrac{D样}{D标} \times 10$=血清尿素氮（mg/100ml）

（3）原理：血清尿素在强酸条件下与二乙酰单肟和氨硫脲煮沸，生成红色复合物（二嗪衍生物），其颜色深浅与尿素含量成正比，与对照的尿素标准液比色，即可求出血清中尿素氮的含量。

7. 形态学观察

（1）将对照及中毒家兔一并处死，取出肾脏，称重，计算肾重与体重之比。

（2）观察并比较 2 只家兔肾脏的大体形态、颜色、光泽、条纹等。

（3）组织切片示教：于显微镜下观察对照组及中毒组皮质和髓质肾小管上皮有无明显的坏死、脱落；管腔有无蛋白、红细胞、管型等。

【实验项目】

观察指标并记录在表 17-2。

（1）全血：血气分析仪测定 pH、$PaCO_2$、[HCO_3^-]、[K^+]、[Na^+]和[Cl^-]。

（2）血清：生化分析仪测定尿素氮（BUN）。

（3）尿：尿量、尿蛋白定性和镜检。

（4）肾：大体、剖面。

表 17-2　实验结果与分析

组别	全血					血清 BUN	尿			肾	
	pH	[HCO_3^-]	[K^+]	[Na^+]	[Cl^-]		尿量	蛋白	镜检	大体	剖面
中毒组											
对照组											

【思考题】

1. 根据哪些指标判断急性肾功能不全模型复制成功？
2. 各指标变化的机制是什么？

【附录】

血清尿素氮测定试剂的配制如下。

1. **2% 二乙酰单肟试剂**　称取二乙酰单肟 2g，蒸馏水溶解并加至 100ml。

2. **尿素氮试剂**　取浓 H_2SO_4 44ml，85% H_3PO_4 66ml，溶于 100ml 蒸馏水中，冷至室温后依次加硫氨脲 50mg，溶解后再加硫酸镉 1.62g（$3CdSO_4 \cdot 8H_2O$）或 2.0g（$3CdSO_4 \cdot 6H_2O$），溶解后加蒸馏水至 1L，存冰箱，可保存 6 个月。

3. **20%（w/v）尿素氮标准储备液**　精确称取尿素 42.8mg，溶于 50ml 蒸馏水中加氯仿 6 滴，再用蒸馏水稀释至 100ml，可储存于冰箱 6 个月。

4. **2%（w/v）尿素氮标准液**　取尿素氮标准储备液 100ml，加蒸馏水至 1 000ml。

（王小川）

实验十八

大鼠 2 型糖尿病模型的构建及其实验性治疗

【实验目的】

学习大鼠 2 型糖尿病模型的复制方法,观察和分析二甲双胍对 2 型糖尿病的影响,理解 2 型糖尿病发病机制。

【实验原理】

糖尿病是各种致病因子作用于机体导致胰岛功能减退、胰岛素抵抗等,使机体胰岛素绝对或相对不足而引发的糖、蛋白质、脂肪、水和电解质等一系列代谢紊乱综合征,临床上以高血糖为主要特点。

链脲佐菌素(streptozotocin, STZ)可破坏大/小鼠胰岛 β 细胞,引起胰岛素分泌减少,诱发糖尿病,通常雄性成模率比雌性高。本实验通过高脂高糖喂养 SD 大鼠诱导肥胖和胰岛素抵抗,在此基础上通过腹腔注射链脲佐菌素(30mg/kg),建立 2 型糖尿病(type 2 diabetes mellitus, T2DM)模型。

【实验动物】

6 周龄雄性 SD 大鼠。

【药品与器材】

链脲佐菌素,枸橼酸,枸橼酸钠,二甲双胍。动物操作台,移液枪及枪头,注射器,EP 管,离心机,血糖仪及试纸,pH 计等。

【实验步骤】

1. 实验所需溶液的配制

(1) 0.1mol/L 枸橼酸缓冲液:枸橼酸 2.1g,加入双蒸水 100ml 中配成 A 液;枸橼酸钠 2.94g,加入双蒸水 100ml 中配成 B 液。用时将 A 液和 B 液按 1∶1.32 混合,调节 pH 为 4.2~4.5,即为配制链脲佐菌素所需的枸橼酸缓冲液。

(2) 1% 链脲佐菌素溶液:链脲佐菌素溶液容易失活,临用前快速称取链脲佐菌素放入干燥 EP 管内,外用锡纸包好,干燥避光。将枸橼酸缓冲液及装链脲佐菌素的瓶子置冰浴预冷。注射前以枸橼酸缓冲液为溶剂,配制 1% 浓度的链脲佐菌素溶液(如 1g 链脲佐菌素溶解入枸橡酸缓冲液,定容至 100ml),彻底溶解后,过滤消毒,配制完后需在 30min 内完成注射。

2. 模型复制 复制流程见表 18-1。

表 18-1 2 型糖尿病模型复制流程表

时间	实验内容	实验操作
1~4 周	诱导肥胖和胰岛素抵抗	高脂高糖喂养 4 周 高脂高糖饲料配方:蛋黄 2.5%,蔗糖 20.0%,猪油 10.0%,基础饲料 67.5%
第 5 周	链脲佐菌素溶液特异性破坏胰岛 β 细胞	喂养 4 周后,大鼠随机分为对照组和糖尿病组。糖尿病组大鼠腹腔注射 1% 的链脲佐菌素溶液(30mg/kg),连续 3 天;对照组大鼠腹腔注射等体积的枸橼酸缓冲液
第 6 周	糖尿病模型筛选及生化、形态和机能指标检测	以第一次注射链脲佐菌素溶液后 1 周,随机监测血糖≥16.7mmol/L 作为判断符合糖尿病模型的标准 将建模成功的大鼠,随机分为糖尿病模型组和糖尿病治疗组,并检测大鼠治疗前的空腹血糖
第 7 周	降糖药物治疗	糖尿病治疗组每天给予盐酸二甲双胍(200mg/kg)灌胃,糖尿病模型组每天用等体积溶剂(蒸馏水)灌胃
第 8 周	治疗效果评价	治疗 1 周后,检测大鼠空腹血糖,评价药物疗效

(1)大鼠抓取:首先戴好防护手套,用右手拇指和示指抓住大鼠尾巴中部将大鼠提起,放在大鼠饲养盒的面罩上;左手顺势按、卡在大鼠躯干背部,稍加压力向头颈部滑行;以左手拇指和示指捏住大鼠两耳后部的头颈皮肤,其余三指和手掌握住大鼠背部皮肤,完成抓取固定。

(2)链脲佐菌素溶液注射:①用左手抓紧大鼠背部皮肤使腹部皮肤紧绷,为避免伤及腹腔脏器,注射时使动物头部稍低,以使其腹腔脏器上移。②用酒精棉球消毒注射部位,消毒时要逆着被毛方向和顺着被毛方向均匀涂擦两遍,使皮肤和被毛得到充分的消毒。③于腹部 1/2 处下方,腹中线右侧旁 1~2mm 将注射器针头(6 号以内针头,1~5ml 注射器)刺入皮下,在皮下平行腹中线推进针头 3~5mm,再以 45°角刺入动物腹腔,穿透腹膜后针尖阻力消失会有落空感。④回抽针栓,如无回血或液体即可缓缓注入链脲佐菌素溶液,注射完毕后拔出针头,用酒精棉球消毒注射部位。对照组大鼠注射等体积的枸橼酸缓冲液。

(3)二甲双胍灌胃:将灌胃针连接在注射器上,吸好待灌的二甲双胍[200mg/(kg·d)]。操作前大致量一下从口到胃的距离,判断灌胃针插入的长度。左手捉持动物,固定并保持为头上位;右手持针,将灌胃针头的前端通过动物口腔舌后部,沿着上腭部轻轻送入食管、胃内,此时没有抵触感;用右手示指将针栓慢慢往下压,将注射器中的二甲双胍药液灌入动物的胃中。糖尿病模型组大鼠用等体积溶剂(蒸馏水)灌胃。

(4)血糖的测定:将动物固定于手术台上,将鼠尾用酒精棉球消毒后,用消毒剪刀剪去尾尖 3~5mm,使血液顺血管壁自由流入试管。采血结束后,伤口消毒并压迫止血。将采取的血滴在血糖仪配套的血糖试纸上测得血糖浓度。

【实验项目】

1. 观察大鼠的一般表现,包括动物的神志、毛发状态、活动、尿量等。
2. 比较不同组大鼠的血糖浓度及体重(表 18-2)。

表 18-2　不同组大鼠的血糖浓度及体重记录

组别	血糖/(mmol/L)				体重/g			
	第 5 周	第 6 周	第 7 周	第 8 周	第 5 周	第 6 周	第 7 周	第 8 周
对照组								
糖尿病模型组								
糖尿病治疗组								

【注意事项】

1. 链脲佐菌素剂量过高易导致动物死亡,过低则对血糖影响不够而导致造模不成功。此外,造模前和造模过程中尽量避免刺激动物,否则可能增加动物的死亡概率。

2. 取到血样后,应尽快测量血糖,避免血细胞快速消耗血糖。

【思考题】

1. 在本实验中,糖尿病造模成功的标志是什么?

2. 该模型动物造模成功后,如果检测空腹时血中的胰岛素水平,与正常大鼠比较会有何不同?

3. 正常大鼠尿中是否存在葡萄糖? 动物血糖升高时,是否一定会出现糖尿?

4. 分析 1 型糖尿病和 2 型糖尿病有何区别。

（谭红梅）

实验十九

脓毒症大鼠多器官功能不全

【实验目的】

通过盲肠结扎穿孔手术复制大鼠脓毒症模型,观察脓毒症诱导的多系统器官功能不全,从而加深对多系统器官功能障碍发病机制的理解。

【实验原理】

脓毒症是机体对感染的反应失调而导致的危及生命的器官功能障碍。盲肠结扎穿孔(cecum ligation and puncture, CLP)手术,使盲肠内容物释放到腹腔,引起腹腔细菌感染和全身炎症反应综合征,从而导致多系统器官功能不全。通过 CLP 复制的脓毒症模型与临床脓毒症有较高的相似性,能较好地模拟脓毒症的病理过程,目前被认为是研究脓毒症的标准动物模型。

【实验动物】

10 只 SD 雄性大鼠,8~12 周龄。

【药品与器材】

乌拉坦,肝素钠注射液,生理盐水,10% 甲醛。手术器械(大剪刀、手术刀、眼科剪、眼科镊、无齿镊、止血钳、手术缝合针、手术缝合线),1ml、5ml、10ml 注射器,20G 不锈钢注射针头,止血纱布,细棉线,EP 管,生物机能实验系统,压力换能器,动脉插管。

【实验步骤】

1. 10 只 SD 雄性大鼠,随机分为假手术组和 CLP 组,术前实验动物需禁食 12h,自由饮水。
2. 取大鼠,称重并记录,乌拉坦(4ml/kg)腹腔注射,麻醉满意后仰卧固定。
3. 腹壁正中备皮,分别行假手术和盲肠结扎穿刺。
4. 沿腹正中线做 1.5cm 切口,找到盲肠,避免损伤肠系膜血管。
5. 假手术组将盲肠还纳腹腔,逐层缝合腹正中切口;CLP 组距盲肠盲端 2cm 处用 4 号手术缝线结扎,用 20G 套管针在结扎盲肠中间部位贯通穿刺 1 次,避免损伤肠系膜及盲肠血管,轻轻挤压盲肠,从穿孔部位挤出少量粪便。
6. 将盲肠还纳腹腔,逐层缝合腹壁切口。
7. 术后立即皮下注射生理盐水补液(5ml/只)。
8. 将大鼠放在加热垫上保温,待大鼠从麻醉中苏醒后放回笼内正常饲养。
9. 于术后 24h 观察,比较两组大鼠的行为和状态,记录大鼠生存情况。

10. 术后24h,腹腔注射乌拉坦(4ml/kg)麻醉大鼠,进行颈动脉插管术。在气管的背外侧找到颈总动脉,细心地分离出一段颈总动脉,远心端用线结扎,近心端用动脉夹夹闭,然后用眼科剪在靠近颈动脉结扎线处剪一斜口,插入充满肝素的动脉导管并予固定,导管通过三通阀连接压力换能器,后者连接于生物机能实验系统,测定大鼠收缩压、舒张压和平均动脉压。测定血压后,将左侧颈总动脉插管送入左心室,压力换能器显示压力波形由动脉血压突变成左室内压典型波形提示插管成功。随后,测量左室内压等相关心功能参数。

11. 完成上述检测后,采血至准备好的抗凝EP管中(取血量1ml),轻轻摇晃混匀。全血离心后取上清,检测白细胞介素(IL)-6、IL-1β、肌酐、尿素氮和丙氨酸氨基转移酶(ALT)水平。

12. 按动物伦理要求,处死大鼠,取肺、肝、肾及小肠组织,用10%甲醛固定。随后进行组织包埋、切片、HE染色,光学显微镜观察各器官组织结构。

13. 结果判断　与假手术组大鼠比较,CLP大鼠血浆IL-1β和IL-6明显升高;左心室压力上升最大速率(+dP/dt)和左心室压力下降最大速率(−dP/dt)显著降低,心肌收缩末期压力-容量关系曲线(ESPVR)的斜率Ees(收缩末期弹性)明显降低,平均动脉压显著降低;反映肝功能的指标(丙氨酸氨基转移酶)和肾功能的指标[血肌酐(Cr)和血尿素氮(BUN)]明显升高;组织病理学检查显示肺、肝、肾及小肠发生炎症性损伤。

【实验项目】

1. 观察两组大鼠的神志、毛发状态、粪便、活动情况以及24h的生存情况。
2. 观察两组大鼠肺、肝、肾及小肠组织结构变化。
3. 比较两组大鼠的血压、心脏收缩与舒张功能、肝功能、肾功能以及炎症细胞因子的变化,记录在表19-1。

表19-1　脓毒症大鼠器官功能变化与炎症反应

指标	分组	
	对照组	脓毒症
平均动脉压		
左心室 +dP/dt		
左心室 −dP/dt		
ESPVR		
丙氨酸氨基转移酶		
血肌酐		
血尿素氮		
IL-6		
IL-1β		

【注意事项】

1. CLP诱导大鼠脓毒症时,大鼠出现器官功能障碍以及死亡的时间有较大的差异,盲肠穿孔的大小、肠内容物排出量是重要影响因素,实验的关键是要制备恰当强度的感染,激发全身炎症反应。

2. 手术中尽量避免出血,减少不必要的手术损伤。

3. 实验过程中,遵守动物伦理规定。

【思考题】

1. CLP 手术引起多器官功能障碍的病理生理机制是什么?

2. 严重的腹腔感染为何引起血压降低和心肌收缩与舒张功能障碍?

【附录】

假手术组大鼠器官功能指标的参考值:+dP/dt,(7 500 ± 500)mmHg/s;-dP/dt,(6 500 ± 500)mmHg/s;平均动脉压,(100 ± 5)mmHg;血 ALT,(57 ± 9)U/L;Cr,(10 ± 1)μmol/L;BUN,(4 ± 0.4)mmol/L。

(王一阳　王华东)